토마토
TOMATO

내 몸을 살린다

내 몸을 살리는 토마토

펴 냄   2009년 7월 25일 1판 1쇄 박음 | 2009년 8월 1일 1판 1쇄 펴냄

지은이   론 레빈 · 제라드 체셔 지음

옮긴이   윤혜영

펴낸이   김철종

펴낸곳   (주)한언

           등록번호 제1-128호 / 등록일자 1983. 9. 30

주 소   서울시 마포구 신수동 63-14 구 프라자 6층(우 121-854)

           TEL. 02-701-6616(대) / FAX. 02-701-4449

책임편집   이상혁

디자인   김하늘 · 양미정

캘리그래피   양미정

홈페이지   **www.haneon.com**

e-mail   **haneon@haneon.com**

ISBN 978-89-5596-535-3   03510

토마토
TOMATO

내 몸을 살린다

론 레빈 · 제라드 체셔 지음 | 윤혜영 옮김

한언

THE RED BODYGUARD

Korean Translation Copyright©2009 by HanEon Community Co.
Korean Translation rights arranged with The Marsh Agency Ltd. through EYA (Eric Yang Agency)

이 책의 한국어판 저작권은 EYA (Eric Yang Agency)를 통한 The Marsh Agency Ltd.사와의 독점계약으
로 한국어 판권을 (주)한언이 소유합니다.

붉은 토마토로 가족의 소중한 건강을 지키세요.

To _____

_____

_____

_____

_____

_____ From _____

contents

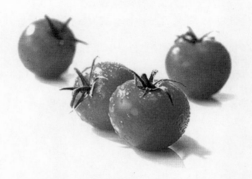

나는 왜 이 책을 썼는가?

나는 여러 제약회사에서 연구원으로 일했다. 제약회사 연구원의 일이란 끊임없이 시장을 선도할 의약품을 개발하는 것이다. 이 과정에서 주목할 만한 성공을 거두기도 했다. 이 모든 노력은 질병을 치유하고 적어도 증상을 완화하기 위한 것이었다. 하지만 성공에도 불구하고 나는 항상 작은 기적이 일어나는 것을 바라만 보는 사람인 것처럼 느껴왔다. 왜냐하면 이미 질병에 걸린 사람들만을 도울 수 있었기 때문이다. 보통 사람들이 병에 걸리지 않고 건강하게 사는 것을 돕는 것이야말로 더욱 큰 기적이 아닐까?

나는 연구원으로 일하면서 이런 생각을 쭉 해왔다. 이미 발병한 질병을 치료하는 '기적의 약'을 개발하는 것도 중요하지만, 처음부터 질병을 예방하는 방법을 마련한다면 좋겠다고 생각했다. 이미 질병에 걸린 사람을 고치는 것보다 병에 걸리지 않도록 예방하는 편이 더 많은 사람들에게 이롭기 때문이다.

하지만 의료계 종사자들의 생각은 조금 다른 것 같다. 그들은 항상 질병의 세 가지 면을 중시하라고 교육받는다. 바로 첫 번째도 치료, 두 번째도 치료, 세 번째도 치료이다. 의대에서는 질병의 예방에 관해 거의 가르치지 않는다. 의사들이 예방에 관심이 없다면 누가 예방 문제를 다뤄야 할까? 연구원으로 일하는 동안 내 마음 한편에는 늘 우리의 건강과 식단이 서로 연관되어 있을 거라는 생각이 자리 잡고 있었다.

내가 은퇴를 앞두었던 20세기 후반에 세계보건기구(WTO)와 국제암연구기금(International Cancer Research Fund)에서 전 세계적인 보건조사를 실시했다. 그 조사결과를 통해 암이나 심장질환과 같은 심각한 만성질환의 발병률이 세계 각지에서 차이가 난다는 것이 드러났다. 대륙이나 지역에 따라 발병률이 극명한 차이를 보이는 곳도 있었다. 이러한 결과는 지역에 따른 식습관과 생활습관의 차이가 있기 때문에 여러 질환의 원인을 비교해 볼 수 있는 좋은 기회였다. 이에 따라 다양한 질환에 영향을 주는 원인을 밝히려는 연구에 박차가 가해졌다. 다양한 자료를 모으고 분석한 결과 한 가지 뚜렷한 원인을 발견할 수 있었다. 바로 식단의 다양성이었다.

이후 개인의 식단구성과 특정 질병 간의 긍정적 또는 부정적 연관성을 밝히기 위해 전 세계적인 식단 비교가 이루어졌다. 결국 우리가 현재 익히 알고 있듯이 과일과 채소의 섭취는 주요 만성질병의 발병률을 낮출 수 있다는 사실이 밝혀졌다. 반대로 동물성 지방이 많이 함유된 식사를 하는 사람은 심장질환의 위험이 높은 것으로 나타났다. 이러한 연구를 바탕으로 매일 5회 과일과 채소가 포함된 식사를 하는 것이 권장되었다.

이러한 권장 사항은 내가 의약회사를 은퇴할 즈음에 등장했다. 하지만 나는 그 권장 사항에 대해 의문을 품었다. 과연 모든 과일과 채소가 똑같이 좋은 것인지 궁금해진 것이다. 만약 그렇지 않다면 주요 질병의 위험을 낮추는 데 가장 크게 기여하는 식품은 무엇일까? 더 나아가 인간의 건강을 지켜줄 수 있는 불로장생의 식물이 자연 속에 있는 것일까? 바로 이러한 궁금증이 이 책의 발단이었다.

은퇴 이후에 자유로운 시간도 많아졌고 런던에 있는 영국약사회의 도서관에서 최신 연구 자료들을 접할 수 있었던 덕분에 나는 이 의문에 대한 연구를 시작할 수 있었다. 먼저 전 세계적으로 1980년에서 2006년 사이에 발간된 의학과 영양에 관한 수백 가지의 연구 자료를 살펴보았다. 이 과정에서 점차 수많은 과일과 채소들 중에서 한 가지가 연구 대상으로 주목받고 있다는 것을 발견할 수 있었다. 우연인지도 모르지만 그 대상은 전 세계적으로 매우 인기 있었고, 어디에서나 쉽게 재배할 수 있는 것이었다. 나는 이것이 행운이라는 느낌을 지울 수 없었다. 그 대상은 바로 토마토였다.

토마토는 많은 사람들에게 너무 익숙한 채소이기에 토마토를 먹으면 건강해질 수 있다는 사실을 사람들이 믿지 않을지도 모른다. 혹은 토마토가 건강에 좋다는 것을 이미 알고 있다고 생각할지도 모른다. 이런 생각에 나는 과학적인 증거를 제시하기로 결심했다. 나는 개인의 경험이 아닌 과학적인 증거로 가장 회의적인 사람들까지도 설득할 자신이 있었다. 또한 토마토의 효능에 대해 확실하게 알게 된 사람이야말로 중간에 포기하지 않고 토마토를 꾸준히 먹을 수 있다고 믿었다. 한 예로 토마토의 효능에 대해 알고 있다고 생각하는 사람들도 토마토를 어떻게 먹어야 그 효능을 극대화할 수 있는지에 대해서는 알지 못한다.

나는 토마토가 전 세계 사람들의 건강증진을 위해 큰 역할을 하리라는 것을 확신했다. 토마토에 대해 연구를 하면 할수록 이 확신은 강해졌다. 드디어 숙원이었던 많은 사람들의 건강을 위한 '큰 기적'을 수행할 수 있겠다는 자신감이 생겼다. 이제 그 증거들을 보여주는 일만 남은 것이다. 결국 이 책의 목적은 사람들에게 그러한 증거를 제시하고, 좋은 정보를 사람들이 공유할 수 있도록 하는 것이다. 이를 통해 사람들이 더 건강하고 행복하게 살아갔으면 좋겠다. 이것이 이 책을 쓴 목적이자 내 오랜 바람이다.

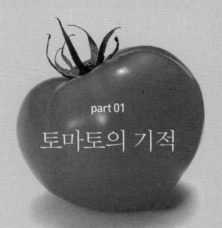

part 01

토마토의 기적

[1부는 한국 실정에 맞는 토마토 정보와 지식을 한의사 김선
호 박사와 이재성 박사의 임상치료에 근거하여 추가하였습
니다. 원저작자의 저작이 아닙니다.]

chapter 01

토마토로 건강해지려면…

건강에 좋은 토마토, 이미 알고 있다?

붉은색의 싱그러운 토마토. 매끄러운 표면에 맺혀 흐르는 맑은 물방울. 우리는 토마토를 떠올릴 때 이처럼 생명력을 느낀다. 한입 베어 물었을 때 입안으로 흘러넘치는 과즙은 활력 있는 건강 에너지처럼 느껴지기도 한다.

과거 독으로 여겨졌던 토마토는 현대에 와서 싱그러운 생명력의 상징이자 건강식품으로 자리 잡았다. 토마토의 이런 위상 변화에 따라 여기저기서 토마토 관련 상품들이 쏟아져 나오고 있다. 토마토 음료수, 토마토의 리코펜 성분이 들어간 화장품, 리코펜 추출 알약… 심지어는 토마토와 전혀 상관없는 영어책에서도 '토마토' 라는 이름을 쓴다.

이런 토마토 열풍 때문인지 우리는 스스로 토마토에 대해 잘 알고 있다고 믿게 되었다. 이런 사람들은 "토마토가 건강에 좋다는 것은 잘 알고 있어요. 오히려 아이들에게 어떻게 먹일 것인지가 더 고민이에요."라고 말한다. 하지만 과연 우리는 토마토에 대해 제대로 알고 있다고 할 수 있을까?

우리는 토마토에 대해 알고 있는 것일까?

모르면 작심삼일(作心三日)이 되기 쉽다. 무언가를 하기로 마음을 먹었지만, 기껏해야 3일만 하면 포기하게 된다. 토마토 식이요법을 할 때에도 마찬가지이다. 토마토가 왜 자신의 건강에 좋은지를 모른다면 1개월, 2개월, 1년, 수년 동안 꾸준히 토마토를 먹기 힘들다. 그리고 꾸준히 실천할 수 없다면 절대로 건강해질 수 없다. 이렇듯 건강이라는 목표를 이룰 수 없는 '앎' 에 대해 과연 제대로 안다고 할 수 있는 것일까?

'토마토가 건강에 좋다.' 라는 사실만으로 토마토에 대해 알고 있다고 할 수는 없다. 여기서 질문을 하나 던져보겠다. 토마토가 건강에 좋다는 사실을 알고 있다면 토마토를 어떻게 먹는 것이 가장 효과적인지 알고 있는가? 토마토가 각종 질환에 왜 좋은지 알고 있는가? 이런 것을 모르면 일단 꾸준히 실천할 수가 없고, 효능에 대한 확신도 생기지 않는다. 당연히 쉽게 포기하게 되고, 건강해질 수도 없다.

질환으로부터 건강해진 사람들의 이야기를 자세히 읽어보면 한 가지 공통점을 찾을 수 있다. 바로 자신의 질환과 건강, 음식 등에 대해 전문가가 놀랄 정도로 자세히 알고 있다는 사실이다. 그들은 건강에도 인과응보(因果應報)가 있다는 것을 알고, 원인인 잘못된 식습관을 고치면 결과인 병도 나을 수 있다고 믿었다.

이 책에 사례로 나온 이소명 씨는 건강을 간절하게 원했기에, 건강에 대해 공부를 했다. 그렇기에 17년 동안 꾸준히 토마토 식이요법을 시행하고, 자연건강식으로 식단을 꾸릴 수 있었다. 난치병을 이겨낸 사람들은 많이 공부를 하면서 질환의 원인을 알아냈다.

이들처럼 건강해지기 위해서 우리는 먼저 알아야 한다. 그리스의 철학자 소크라테스(B.C 469~B.C 399)는 '너 자신을 알라.' 라는 유명한 말을 했다. 이는 '무지(無知)의 지'를 가리키는 말이다. 내가 모른다는 사실을 앎으로써 그때부터 알려고 노력할 수 있다는 뜻이다. 그리고 알려고 노력한 끝에 진리라는 목표에 가까워질 수 있음을 알려주는 말이다. 소크라테스의 이 말은 건강에도 그대로 적용된다.

결국 '나는 토마토가 몸에 좋다는 것을 다 알고 있어.' 라는 우리 생각은 '거짓 지식'과 다름이 없다. '토마토가 몸에 좋다.' 라는 사실만으로는 건강해질 수 없기 때문이다. 우리가 건강해지려면 토마토를 어떻게 먹으면 좋은 것인지, 토마토가 질병에 왜 좋은지 알려고 노력해야 한다. 아는 만큼 보이고, 보이는 것만큼 행동으로 옮길 수 있기 때문이다. 과학자 갈릴레오 갈릴레이(1564~1642)의 삶은 이런 앎과 신념(경험) 그리고 실천의 관계를 잘 보여준다.

갈릴레이는 연구를 통해 '지구는 태양을 중심으로 돈다.' 라는 지동설(地動說)이 옳다는 것을 확신했다. 갈릴레이의 '앎' 은 결국 그의 신념이 되고, 그의 행동을 결정했다. 종교의 지배를 받던 당시에는 '태양이 지구의 주변을 돈다.' 라는 천동설(天動說)이 신의 말씀이자 진리였고, 지동설을 주장하는 것은 위험한 일이었다. 하지만 갈릴레이는 목숨을 잃을 수도 있는 상황에서도 자신의 신념과 지식을 실천했다. 그는 위험을 무릅쓰면서 지동설을 주장했고, 평생 자신의 '앎' 이 옳다고 믿었다. 그는 재판소 입구를 나서면서 이렇게 말했다.

"그래도 지구는 돈다."

알아야 건강해진다.

여기서 우리는 왜 토마토에 대해 제대로 알아야 되는지 그 이유를 알 수 있다. 갈릴레이는 진짜 지식을 알았기에 생명이 위험한 상황에서도 "그래도 지구는 돈다."라고 믿고, 행동할 수 있었다. 갈릴레이처럼 알아야 행동으로 옮길 수 있고, 쉽게 변하지 않는 신념이 생긴다. 그리고 이런 신념이 생겨야 꾸준히 실천할 수 있다. 실천하지 않고 건강해질 수는 없다.

이해하기 쉽게 운동을 예로 들어보자. 아무 지식 없이 무작정 운동을 한 사람과 이 운동이 어느 근육에 도움을 준다는 것을 알고 체계적으로 운동을 한 사람의 3개월 후 모습이 같을까? 아무 지식 없이 무작정 운동을 한 사람은 수시로 운동을 빼먹고, 결국 3개월 후에는 운동을 그만 둔 반면, 제대로 알고 운동을 한 사람은 3개월 후에 멋진 근육을 자랑할 수 있었다. 이런 예는 내 주변만이 아니라 독자 여러분의 주변에서도 쉽게 찾을 수 있을 것이다.

우리는 아이들에게 끊임없이 '공부해야 성공할 수 있다.라고 말한다. 하지만 정작 우리들부터 학창시절에 왜 공부를 해야 하는지 알 수 없었기에 공부를 등한시했던 적이 많았을 것이다. '공부' 역시 왜 하는지 그 정확한 목적과 정보를 갖고 있지 않으면 열심히 할 수 없다. 우리는 사회생활을 경험하며 공부가 왜 중요한지 알게 된 지금에야 사랑하는 아이들에게 열심히 공부하라고 이야기한다.

건강도 마찬가지이다. 건강이 나빠진 사람은 누구나 한번쯤 남들이 몸에 좋다고 하는 치료법과 식이요법을 시도해본다. 하지만 대부분 조금 하다가 '별로 효과가 없네.' 라고 생각하며 그만둔다. 이렇게 쉽게 포기하는 것은 결국 우리가 건강과 식생활의 관계에 대해 잘 모르기 때문이다. 지식과 확신이 없기에 쉽게 흔들리고 꾸준히 실천하지 못한다. 당연한 말이지만 꾸준히 실천하지 못하기 때문에 건강해지지도 않는다.

토마토를 예로 들어보자. 토마토는 암을 비롯한 각종 질환에 많은 도움을 준다. 토마토 속의 리코펜이 암과 동맥경화의 원인인 활성산소를 크게 줄여주기 때문이다. 이렇게 질환과 음식, 건강의 관계를 자세히 이해하고 있는 사람이라면 토마토를 꾸준하게 먹을 수 있다. 지식이 쌓여 토마토를 먹을 때마다 내가 건강해진다고 확신한다면 포기할 이유가 없지 않은가?

결국 지식을 쌓고 경험하여 신념이 생겨야만 목표를 달성할 수 있는 인내와 꾸준함이 생겨난다. 모든 것은 아는 것에서부터 시작된다.

인내, 끈기가 병을 이긴다.

우리가 토마토에 대해 알아야 하는 이유는 명확해졌다. 이제 토마토를 꾸준히 섭취하는 일만 남았다. 하지만 이 꾸준함도 쉽지만은 않다. 인내와 끈기가 있어야 하기 때문이다. 그리고 이러한 인내와 끈기는 충분히 알고, 동기부여가 됐을 때 비로소 빛을 발한다.

다이어트 경험을 떠올려보자. 그때 어떤 점이 힘들었는지 떠올려보기를 바란다. 다이어트에 실패한 사람들은 '오늘 하루만 쉬자.', '별 효과가 없는 것 같군. 다른 다이어트 방법을 찾아보자.', '이것만 먹자.' 등의 유혹에 넘어갔을 것이다. 이처럼 우리가 다이어트에 실패했던 것은 인내와 끈기를 가지고 꾸준히 실천하지 못했기 때문이다.

사실 모든 과정 중에는 시련과 유혹이 찾아온다. 부처님은 수행 중에 여러 유혹을 받았다. 예수님도 광야에서 사십 일간 악마로부터 유혹받았다. 건강해지려고 노력하는 사람들에게도 이런 시련과 유혹은 찾아온다. 하지만 건강해지려면 이 유혹을 이겨내고 꾸준히 실천할 수 있어야 한다. 이를 위해서 인내와 끈기를 기르는 것이고 지식, 신념, 동기부여가 필요한 것이다.

동기부여, 건강해진 자신을 상상하라!

이 책에 나오는 이소명 씨의 경우를 보자. 그녀는 어렸을 때부터 허약했다. 항상 병을 달고 살았던 그녀는 토마토를 만나면서 건강해지기 시작했고 17년간 토마토 식이요법을 실천하고 있다. 살짝 익힌 토마토를 갈아서 올리브유와 함께 마시는 토마토 식이요법은 그리 힘들어 보이지 않는다. 하지만 17년간 하루도 빠지지 않고 이를 시행한다는 것이 말처럼 그리 쉽지 않다. 그녀가 꾸준히 실천할 수 있었던 것은 오늘보다 더 건강한 내일의 나를 떠올리며 스스로 동기부여를 했기 때문이다.

《꿈을 이룬 사람들의 뇌》의 저자 조 디스펜자의 경우는 더욱 극적이다. 그는 사고로 척추에 큰 부상을 입었다. 담당 의사는 '해링턴 막대 삽입수술'이라는 수술을 받지 않으면 걷지 못하게 될 것이라고 했다. '해링턴 막대 삽입수술'은 척추에 철심을 박는 매우 위험하면서도 어려운 수술이었다. 하지만 그는 수술을 받지 않고, 식이요법과 자연회복력으로 부상을 이겨내려고 했다. 그리고 결국 '완전히 치료된 모습과 완벽해진 척추를 상상'하며 부상을 극복할 수 있었다. 건강한 자신을 상상하는 것이 그에게는 고통스러운 재활과정을 견뎌낼 수 있는 동기부여이자 그 자체로 몸의 자연치유력을 높이는 방법이었다.

남은 것은 실천이다

탐험가 콜럼버스(1451~1506)는 신대륙을 발견하고 난 후 고국에 돌아와 한 술집에 갔다. 그의 얼굴을 알아본 한 취객이 그에게 시비를 걸었다.

"신대륙 발견 정도는 나도 배만 있으면 할 수 있는 거요."

콜럼버스는 그 말을 듣고 달걀을 탁자에 놓으면서 취객에게 물었다.

"이 달걀을 세울 수 있나요?" 취객은 달걀을 어떻게 세울 수 있느냐며 콜럼버스의 요구를 말도 안되는 소리로 치부했다. 그러자 콜럼버스는 말없이 달걀을 탁자에 내리쳤고, 밑부분이 깨진 달걀은 중심을 잃지 않고 서있었다. 취객은 "깨뜨리면 나도 달걀을 세울 수 있다."라고 항변했다. 이 말을 들은 콜럼버스는 "여러분은 말로만 이야기하죠. 하지만 저는 이를 '실천' 했습니다. 뭐든지 처음이 어렵습니다. 그리고 저는 그 처음을 '실천' 한 것입니다."

이 이야기는 '창조적 발상' 과 '실천' 에 대한 이야기이다. 건강에 있어서도 실천은 중요하다. 실천하지 않으면 바뀌지 않는다.

이 책을 읽는 독자들은 이야기 속 취객처럼 말로만 떠들지 말기를 바란다. 콜럼버스처럼 직접 실천하고, 도전하기를 바란다. 영웅인 콜럼버스와 뜨내기 취객의 차이는 이런 사소한 부분에서 결정이 났다. 건강에서도 이는 마찬가지로 '작은 실천' 하나가 건강회복과 질환이라는 큰 차이를 만들어낸다.

세상에 쉽게 이룰 수 있는 것은 없다. 다만 원래보다 좀 더 쉽게 할 수 있도록 도와줄 수 있을 뿐이다. 토마토 역시 마찬가지다. 고난을 극복하기 위해서 중요한 것은 제대로 알고, 인내와 끈기를 가지고 실천하는 것이다. 토마토가 왜 몸에 좋은지 알고 끈기있게 실천하기 바란다.

물론 그 과정에서 여러 유혹에 포기하고 싶은 순간이 찾아올 것이다. '정말 좋아지는 거 맞아?', '귀찮은데, 하루쯤 쉬자.' 같은 생각이 자연스럽게 떠오르게 된다. 하지만 이를 참고 견디면 반드시 좋은 결과가 여러분을 기다리고 있을 것이다.

남아프리카 공화국의 대통령을 지냈던 넬슨 만델라는 27년간의 감옥에 갇혀 있었으나 희망을 잃지 않았고, 결국 노벨평화상을 받을 수 있었다. 희망봉을 최초로 발견한 바르톨로뮤 디아스(1450~1500)는 바다 위에서 커다란 폭풍우를 만나 2주 동안 큰 위기를 겪었으나 그 상황을 이겨내고, 햇빛 속에 찬란하게 빛나는 아프리카의 끝 희망봉을 볼 수 있었다. 이 책을 읽는 독자들 역시 포기하지 않는 인내와 끈기로 작은 실천들을 해나간다면 반드시 '건강' 이라는 찬란한 빛을 볼 수 있을 것이다.

chapter 02

토마토, 유방암과 친구처럼

토마토 치유사례 이소명(女, 서울)

나는 유방암과 친구처럼 지내고 있다. 사람을 죽이는 암과 친구처럼 지낸다고 하니 이상하게 여겨질 수도 있으리라. 하지만 나는 그렇게 믿고 있다. 유방암 판정을 받은 후, 17년간 수술도 받지 않았고, 병원을 찾지도 않았다. 하지만 나는 그 어느 때보다 건강하고 열정적으로 살아가고 있다. 마치 내가 그 동안 먹었던 토마토의 붉은색처럼.

어렸을 적, 항상 허약했던 나의 모습을 아는 사람들은 지금의 내 모습에 깜짝 놀랄 것이다. 매일 보던 남편조차 그런 반응을 나타냈으니 다른 사람들이야 오죽할까! 나는 항상 아프고 허약했던 모습에서 벗어나 밝고 건강한 삶을 살아가고 있다. 그럼 이제부터 자연의 기운을 담은 토마토와 함께 건강해진 나의 이야기를 펼쳐 보겠다.

따뜻한 햇볕이 내리쬐는 싱그러운 5월의 어느 날. 여자 고등학교의 운동장 옆에 서있는 나무 그늘에 앉아 뛰어 노는 친구들을 바라보는 심정을 어떻게 표현해야 할까? 온 세상이 새로운 생명으로 가득 찬 신록의 계절, 뜨거운 열기를 내뿜는 태양, 젊디젊은 친구들의 즐거운 웃음소리…. 아파본 사람들이라면 이때의 내 기분을 잘 이해할 수 있을 것이다. 한마디로 표현하자면 세상에 혼자 남겨진 느낌, 나를 향해 세상의 모든 불행과 어두움이 다가오는 느낌이다.

흔히 병에 걸리거나 불행을 느끼는 사람들은 세상을 이분법적으로 느낀다. 행복한 사람과 불행한 사람, 사랑을 하는 사람과 그렇지 못한 사람, 건강한 사람과 죽음에 가까운 사람…. 그리고 그 당시의 나는 항상 내 자신을 후자라고 생각하고 허약하게 태어난 자신을 원망했다.

재잘거리고 깔깔대며 즐거워하는 친구들을 보면 부러운 마음과 함께 내 자신에 대해 화가 났다. 나는 이쪽, 건강하고 행복한 저들은 저쪽. 그 사이에는 현해탄보다 더 큰 공백이 놓여 있는 것처럼 여겨졌다. 평생 나 혼자 이쪽 세계에서 아픈 채로 살아가며, 저쪽 세계의 달콤한 행복을 부러워해야 할 것 같았다.

'대체 무슨 죄를 지었기에 나는 매일 아파서, 친구들과 제대로 뛰어 놀지도 못하는 걸까? 나는 그렇다고 쳐도 어머니는 무슨 죄라고 막내딸 때문에 저리 고생하시는 걸까?'

간호를 하느라 매일 고생하시는 어머니를 보면 가슴이 메어졌다. 어머니는 몸에 좋은 것이 있다는 이야기를 들으면 그것을 구해서 내게 먹였다. 아파서 며칠 누워 있을 때는 걱정스러운 표정으로 내게 다가와

손을 잡아주시곤 했다. 마흔이 넘어 낳은 막내딸의 아픔을 모두 자신의 탓인 양 아파하시는 어머니의 모습에 스스로 자책하며 울던 날은 또 얼마나 많았던가!

'또 다시 저들과는 다르게 나 혼자 불행하고 고통스러운, 고독의 세계에 남았구나.' 내 삶의 어디를 돌아봐도 나 혼자 떨어져 있는 것처럼 느껴졌다. 집에서도, 교실에서도, 운동장에서도 허약한 나와는 다르게 눈부신 생명력을 자랑하는 존재들을 보며 끊임없이 부러워하고 스스로 자괴감에 빠져 들었다.

그러던 어느 날 나는 크게 앓아누웠다. 아파서 며칠간 학교를 결석했던 적은 많았지만, 한 달간을 앓아누웠던 적은 처음이었다. 1주, 2주가 지나가자 주변에서도 "저 아이는 어렸을 때부터 허약하더니 곧 장례를 치르겠군."이라는 말을 할 정도였다고 한다. 하지만 어머니만은 결코 포기하지 않고, 몸에 좋다는 것들을 찾아 먹이고, 내 곁에서 손을 잡아주며 간호를 했다. 독소를 제거한다는 숯가루를 얻어와 먹이고, 민들레를 달여 먹이기도 했다. 딸을 살릴 수 있다면 무엇이라도 하는 것이 모성애가 아닐까?

미켈란젤로의 '피에타 상'을 볼 때면 나는 그때의 어머니의 모습이 떠오른다. 고난과 형벌의 과정에서 마를 대로 마른 예수 그리스도의 깡마른 육신과 힘없이 쳐진 팔과 다리. 젖혀진 고개 너머로 언뜻 보이는 고통에의 흔적. 이는 영락없이 그 당시의 내 모습이기도 했을 것이다. 죽어가는 예수 그리스도를 무릎에 올려놓은 채 살며시 그 육신(肉身)을 안고 있는 성스러운 마리아의 모습에 나는 어머니를 떠올리며 눈물을 흘렸다. 한없이 자애롭고, 슬픈 마리아의 모습에 어머니의 조건 없는 사랑을 느꼈다.

나를 허약하게 태어나게 한 부모님을 원망도 했었고, 때로는 고생하시는 어머니에 대한 미안한 마음에 자괴감이 들기도 했었다. 하지만 이런 내 마음을 당신께서는 모르시는지 무조건적인 사랑으로 나를 보살펴 주셨다. 나는 이런 어머니에게서 피에타 상과 같은 아가페 *agape*(신이 인간을 사랑하는 마음과 같은 무조건적인 사랑)를 느꼈던 것이다.

어머니의 정성 덕분인지 나는 한 달 만에 일어날 수 있었다. 하지만 나의 허약함은 결혼을 하고, 아이를 낳은 이후에도 계속 이어졌다. 툭하면 아파서 몸져눕고, 항상 비실대는 모습에 나보다도 가족들이 더욱 고생을 했을 것이다. 특히 두 딸아이에게는 미안한 마음뿐이다. 내가 어머니에게서 받은 사랑을 이 아이들에게도 전해주고 싶었건만, 아픈 몸은 나를 신경질적으로 만들었다. 사소한 일에도 두 딸아이에게 짜증을 내곤 했었다. 내가 짜증을 내면 아이들은 시무룩해져서 방 한구석에 앉아 있었다. 하지만 곧 언제 그랬냐는 듯이 달려와 내게 매달렸다. 나는 그때마다 아이들에 대한 미안함과 사랑으로 눈물을 흘렸다.

아마 가족 중에 아픈 사람이 있는 독자라면 이런 내 마음이 이해가 될 것이다. 어쩌면 정말 힘든 사람은 본인이 아니라 주변사람일지도 모른다. 주변사람들은 그 사람을 낫게 하기 위해 이런저런 방법들을 알려주고, 몸에 좋다는 것들도 챙겨준다. 수원에서 약국을 하시던 시댁 어르신들도 몸에 좋은 음식들과 약들을 가득 보내주셨다. 또한 남편과 나는 당시 자그마한 농장을 하였기에 1등급 소고기와 사골 등이 항상 식탁에 올랐다. 돌이켜 보면 이때의 내 식습관은 몸에 좋을 것이라는 생각에 내 몸에 맞지도 않는 영양소들을 과도하게 섭취한 것이니 어찌 몸이 좋아질 수 있었겠는가!

이런 나에게 한 지인은 자연건강법을 추천했고, 그 사람을 따라 그 강연회에 참석했다. 그곳에서 말하는 건강법은 어찌 보면 간단했다. 내 몸에 맞는 자연 음식(채식)을 적당량(소식) 먹고, 스트레스를 받지 않도록 좋은 생활습관을 가져야 한다는 것이었다.

나는 예전부터 남들이 몸에 좋다고 하는 것들을 먹었지만 전혀 건강해지지 않았다. 생각해보면 내가 한 달간 아팠을 때는 숯가루와 죽, 민들레를 달인 물 등을 조금씩 먹으며 병에서 회복되었다. 강의를 들으며 내 경험과 비교해보니 좋은 것을 잔뜩 먹는다고 좋은 것은 아니라는 생각이 들었다. 그러자 강연에 대한 믿음이 생겨났다.

토마토를 만나게 된 것도 바로 이때였다. 강연회에서 채식과 자연건강법의 효능을 설명하면서 토마토 이야기가 나왔다. 토마토에 들어 있는 리코펜 및 각종 항산화물질이 건강에 큰 도움을 준다는 내용이었다. 이 날 이후로 토마토와 현미밥, 볶은 콩을 먹으며, 채식 위주로 식단을 짰다. 아침에는 토마토를 갈아 마시고, 저녁에는 과일처럼 토마토를 먹기 시작했다.

집 안에 가득했던 약봉지들도 싹 치웠다. 어렸을 때부터 약을 달고 살았던 탓에 약을 먹지 않으면 건강해질 수 없다고 생각했었다. 하지만 강연회를 듣고, 자연치유에 관한 책들을 읽으며 오히려 그 약들이 내 몸을 더 약하게 만들었을지도 모르겠다는 생각이 들었다. 습관처럼 약을 먹은 후 찾아오는 나른함을 당연하게 여겼다.

자연치유를 배우다 보면 몸이 가진 치료능력을 중요하게 여긴다. 인간의 몸은 스스로 치료하려는 능력을 가지고 있다. 하지만 현대의 환경은 몸의 치료능력이 점점 쇠락해 가도록 만든다. 수많은 환경호르몬, 좋지 않은 식습관, 엄청난 스트레스, 인간이 만든 가공된 물질들…. 생태계를 유지하는 자연 시스템을 인간이 파괴하여 멸종 동물이 늘어나듯이 이런 현대적 환경들은 인간의 치유능력을 빼앗는다. 우리 몸이 처리할 수 있는 능력을 넘어서는 독소 생성 때문에 우리 몸과 세포에는 계속해서 독소가 쌓여간다. 이 책에서도 활성산소라는 독소를 질병의 근원으로 이야기하듯이 독소는 만병의 원인이 된다. 독소가 원인이라면 독소의 양을 줄이고, 독소가 쌓이지 않도록 배출할 수 있다면 건강해질 수 있다는 결론이 나온다.

때문에 나는 독소를 줄이기 위해 과식, 과욕, 과로를 피하고, 채식을 하기 시작했다. 이는 우리의 조상들을 떠올려보면 명확해진다. 신이 우리에게 음식을 주셨을 때, 그 음식에 각종 화학조미료 들어있고 가공처리가 되어있었을까? 그때 우리의 선조들이 가공된 음식이나 육류를 배가 터지도록 먹었을까? 이를 생각해보면 우리가 무엇을 먹어야 하는지 알 수 있다. 인간의 문화와 맛에 대한 기호가 변하면서 식습관도 같이 변한 것일 뿐이지 우리의 몸은 여전히 신이 주신 자연 그대로의 음식을 원한다. 칼로리가 높지 않고, 항산화물질이 풍부하며, 식이섬유와 다양한 건강기능성 물질이 들어 있는 토마토는 그 대표적인 음식이다.

한 달이 되지 않아서 내 몸이 건강하게 변한다는 확신이 들기 시작했다. 물론 이렇게 빨리 변화를 느낄 수 있었던 것에는 아마 플라세보 효과도 한몫했을 것이다. 플라세보 효과란 배가 아픈 환자에게 보통의 비타민을 복통약이라고 말하고 먹이면, 환자는 자신이 약을 먹었다고 생각해서 통증이 가라앉는다는 것이다. 이는 인간이 가진 정신의 힘을 잘 보여준다.

나에게 일어난 빠른 변화가 자연건강법 때문인지 아니면 플라세보 효과 때문인지는 모르겠지만, 내 몸이 건강해지고 있다는 것을 스스로 느낄 수 있었다. 아마 두 가지가 모두 긍정적으로 작용했을 것이다. 태어나서 이렇게 몸이 가벼웠던 적은 처음이었다. 몸이 좋아지는 것을 직접 경험하니 확신이 생겼고, 확신이 생기니 더 실천하게 되고 주변에 권유하게 되었다.

하지만 내가 진리를 알았다고 해서 다른 사람에게도 그것이 진리인 것은 아닌가 보다. 자연건강법에 대한 지식이 없던 남편과 아이들은 채식식단에 불평을 했고 매일 서로 티격태격 싸워야 했다. 한번은 밥상이 뒤집어지기도 했다.

나는 이때 건강에 대한 새로운 사실을 깨닫게 되었다. 사람은 알아야 행동하고, 행동을 통해 경험을 해야 꾸준히 실천해 나갈 수 있다는 진리였다.

곧 나에게 시련이 찾아왔다. 시누이의 난소암으로 온 집안이 난리가 났을 때였다. 남편과 집안 어른들은 아파도 병원에 가기 싫어했던 나를 때로는 나무라고, 때로는 회유하여 병원으로 보냈다. 병원에서의 진단 결과는 유방암이었다. 평소 왼쪽 가슴 부위가 찌릿찌릿했었다. 하지만 크게 아픈 것도 아니었고, 어느 순간부터 그 느낌에도 익숙해졌기에 별일 아닐 것이라고만 생각했다.

몸이 좋아지고 있던 나에게 유방암 소식은 충격이 아닐 수 없었다. 남편에게는 아무 이상 없다고 거짓말을 했다.

'시누이는 수술과 항암치료까지 받았지만, 지금 어떤가? 여전히 아프지 않은가! 아니, 항암치료를 받으며 짓던 표정과 모습은 도저히 치료라고 보기 어렵다. 머리카락이 빠진 모습으로 퀭하니 웃음 짓던 시누이의 길을 나도 걸어야 할까? 아냐, 그 모습은 매일 아프던 나의 어렸을 적 모습이다. 더 이상 그렇게 살지는 않겠어. 지금 나를 건강하게 만든 자연요법을 따르자. 지난 1년 6개월간 내 몸이 어떻게 변했는지는 내가 제일 잘 안다.'

혼자서 이렇게 생각하고, 수술을 받지 않기로 결정했다. 다행히 불같은 성격의 남편은 사업으로 바빴던 탓에 나의 상태를 알지 못했고, 오히려 예전보다 건강해졌다며 좋아했다. 집으로 온 병원의 우편물이나 전화는 나 혼자 해결할 수 있었다.

물론 때로는 죽음의 공포와 내가 선택한 방법에 대한 불안이 엄습해 왔다. 그럴 때 위안이 된 것은 종교였다. 불안감이 찾아올 때는 성경을 펴서 "너의 믿음으로 너를 치유했노라."라는 구절을 읽었다. 성경책을 읽고, 쓰고, 익명으로 교회에 기부를 하기도 했다. '하느님, 저는 당신을 믿습니다. 당신의 말씀을 믿습니다. 그리고 그 말씀에 따라 살고자 합니다.'

종교를 통해 불안한 마음을 가라앉혔지만, 천진난만한 두 딸아이를 볼 때면 죽음에 대한 공포가 소록소록 생겨났다. 남편은 내가 떠나도 얼마든지 삶을 살아갈 수 있다. 하지만 아직 어린 아이들은 누가 보살펴줄까? 아이들에게는 자신의 존재를 절대적으로 긍정해주고, 사랑해줄 어머니가 필요하다. 만일 새어머니가 그럴 수 있다면 아이들에 대한 걱정은 줄어들었을 것이다. 하지만 나도 못하던 사랑, 신이 인간을 사랑하는 방식을 타인으로 살던 누군가가 해줄 것이라고 믿기에는 두 딸에 대한 나의 걱정이 더 컸다.

나는 아이들에 대한 걱정으로 이대로 죽을 수 없다고 생각했다. 하지만 다른 병도 아니라 죽음의 병으로 여겼던 암이었다. 나는 그저 아이들이 성인이 될 때까지만 암과 같이 살 수 있기를 소망했다. 살아 있는 동안 내가 어머니로부터 받은 사랑을 아이들에게 전해주고 싶었다. 나는 암과 친구가 되서 딱 10년, 아니 5년만 사이좋게 지낼 수 있기를 바랐다.

이때부터 이전보다 더 열심히 채식과 자연건강법을 따르기 시작했다. 매일 아침, 저녁으로 토마토주스를 마셨다. 여기서 주의할 점은 토마토를 익혀야 한다는 것이다. 토마토 속의 건강성분은 가열되었을 때 더 효과적이기 때문이다. 살짝 익힌 토마토를 1~2개 갈아서 먹었다. 또한 몸 안에 노폐물이 쌓이는 것을 막기 위해 소식을 하고 볶은 곡류를 먹기 시작했다. 유방암에 좋다는 콩 역시 매일 먹었다.

이런 노력 때문인지 유방암 판정 이후, 오히려 이전보다 더 건강해진 느낌이었다. 아무 것도 모르는 남편과 시댁 식구들은 건강해진 내 모습을 반겼다. 아픈 동안 챙겨 주지 못했던 아이들에게도 사랑을 쏟았다.

그렇게 시간은 1년이 흐르고, 2년이 흐르고, 어느덧 17년이 흘렀다.

나는 그 동안 병원을 한 번도 찾지 않았다. 솔직히 말해서 결과를 듣는 것이 두렵다는 생각도 있었다. 이렇게 건강하게 살아가고 있는데, 병원에서 "암세포가 커졌고 생명이 위험하다. 빨리 수술하자."라고 말하면 더 빨리 죽을 것만 같았다.

어느 책에서 본 내용이다. 한 인부가 대형 냉동 장치 속에 들어갔다가 실수로 문이 닫혀 버렸다고 한다. 안에서 문을 열 수 없었던 인부는 결국 얼어 죽은 채로 발견되었다. 영하 20도가 넘게 온도가 내려가는 냉동 장치 속에 털옷도 없이 들어가서 며칠을 보냈으니 얼어 죽을 수밖에 없었을 것이다.

하지만 놀랍게도 경찰이 현장을 조사했을 때 냉동 장치 속의 온도는 실온이었다. 냉동 장치의 전원은 꺼져 있었고, 그 안의 온도는 실외의 온도와 별반 차이가 없었다고 한다. 사람이 얼어 죽을 온도가 아니었다. 그 사람이 얼어 죽었던 것은 냉장실의 온도가 영하 20도가 넘을 것이라는 스스로의 믿음 때문이었다. 인간의 몸에 영향을 끼치는 심리의 힘은 이처럼 대단하다. 영하 20도라는 심리적인 믿음이 정말로 사람을 동사(凍死)시킬 정도로.

병원에서 안 좋은 소식을 들으면 모든 것이 무너질 것 같았다. 이런 이유로 나는 더 이상 병원 검사를 받지 않았다. 아이들이 성인이 될 때까지, 맑은 정신 속에서 아이들과 살고 싶었다. 그리고 이전에 몸이 좋아졌던 경험은 나의 소망이 가능하다는 확신을 심어줬다. 음식, 정신(확신과 평온함), 종교, 아이가 책상의 네 다리처럼 굳건히 나를 버티게 해주었다.

17년이 지난 지금, 아마 아직도 내 몸 안에는 암세포가 있을 것이다. 하지만 나는 누구보다 건강하고 열정적으로 살고 있다. 토마토 주스와 자연건강법은 내 생명뿐만 아니라 삶의 질도 바꾸어 주었다. 토마토 덕분에 나는 불행과 절망의 '이쪽 세계'에서, 고등학교 시절 항상 부러워하던 행복한 '저쪽 세계'에 도달할 수 있었다. 그 세계는 토마토의 붉은 색처럼 생명력이 넘쳤고, 미켈란젤로의 피에타 상처럼 자애로운 모성애가 가능한 세계였다. 그리고 무엇보다 내가 받았던 어머니의 사랑을 두 딸아이에게 전해줄 수 있는 행복이 존재하는 세계이다.

chapter 03

불임, 어떻게 해결할 것인가?

前 MBC 라디오 동의보감 진행자, 한의사 이재성 박사
(http://www.leejsung.coom)

한 젊은 여자가 불임 때문에 한의사인 나를 찾아왔다. 김나영(가명)
이라는 이름을 가진 그녀는 강남의 IT계열 회사에서 팀장으로 근무하
고 있었다. 그녀는 키 168cm에 몸무게 48kg으로 유부녀라고는 누구도
생각하지 못할 정도로 날씬했다. 물론 이는 그녀의 부단한 노력의 결실
이었다. 결혼과 직장이라는 두 마리 토끼를 쫓는 바쁜 생활 중에도 '날
씬한' 몸매와 자신감을 얻기 위해 다이어트에 힘썼다고 한다. 이를 위
해 지방은 일절 입에 대지 않았고, 언제나 저칼로리 음식만 먹었다. 그
녀는 이런 노력 끝에 6개월 동안 8kg을 감량할 수 있었다.

하지만 옛말에 중용(中庸)이라는 말이 있다. 어느 한쪽으로 지나치
게 치우치는 것은 좋지 못하다는 뜻이다. 그녀는 몸매를 날씬하게 만드

는 데 치우치다가 더 중요한 건강을 잃은, 전형적인 소탐대실(小貪大失)의 경우였다. 사람들은 그녀의 모습을 부러워할지 모르겠지만, 전문가인 필자가 보기에는 탄력이 없이 늘어진 피부에, 뼈가 얇고, 피부색이 칙칙한 것이 '건강하지 못한 상태' 였다.

그녀의 건강 상태는 상당히 심각했다. 그간 잘 나오던 생리가 끊어졌고 배란도 전혀 이루어지고 있지 않았다. 그 원인은 잘못된 다이어트로 인한 영양 부족 때문이었다.

건강이 나빠지면 우리의 몸은 신호를 보낸다. 이는 기차가 역에 들어오기 전에 들어간다는 신호로 기적을 울리는 것과 마찬가지이다. '지금 건강이 나빠지고 있어. 좀 더 휴식을 취하고, 충분한 영양 공급을 해 줘.' 라고 몸은 우리에게 이야기하고 있는 것이다. 몸이 우리에게 신호를 보낼 때, 우리는 이 신호에 좀 더 주의를 기울여야 한다. 그녀처럼 첫신호를 무시한다면 건강이 급속하게 나빠질 수도 있다.

그녀가 잃은 것은 육체적인 건강만이 아니었다. 그녀의 정신적 고통은 겉모습으로 보이는 허약함보다 훨씬 컸다. 정상적이던 배란이 이루어지지 않으면서, 임신도 되지 않았기 때문이다. 그녀는 몸이 변하는 것을 느끼자 불안감에 사로잡혔다. 직장에 가도 일이 손에 잡히지 않았고, 다른 사람과 이야기를 나눌 때에도 집중할 수 없었다. 자신이 불임일까 걱정했고, 자신의 몸이 망가지고 있는 것일까 걱정했다. 다른 사람들이 자신을 이상하게 볼까봐 누군가에게 속 시원히 털어 놓지도 못했다. 그녀의 심리적인 고통과 불안은 자신을 더 힘들게 할 뿐만 아니라 상황을 더 악화시키기도 한다.

이런 정신적 고통은 김나영 씨만이 아니라 불임환자 모두에게 해당된다. 이들의 고통은 자신들의 고민을 누구에게도 이야기하기 힘들다는 점에 있다. "임신이 안 되어서 불임치료를 받고 있어요."라고 속 시원하게 말할 수 없는 이들의 안타까움은 얼마나 크겠는가? 이들은 주변 사람들에게 "아직 아이를 낳을 계획이 없습니다. 일이 너무 바빠서요."라고 이야기할지도 모른다. 하지만 웃으며 말하는 그들의 속마음은 슬프게 울고 있을 것이다.

주변에서도 이들을 가만히 놔두지 않는다. 주변의 관심은 그들에게 또 다른 고통을 준다. "일도 중요하지만, 이제 아기 낳고 오순도순 잘 살아라."라는 주변 어른들의 말은 덕담이 아니라 자칫 상처를 주는 말이 될 수도 있다. 혹 며느리가 불임치료를 받는다는 것을 아는 경우는 여러 병원에 데리고 다니며 조용히 스트레스를 주기도 한다.

김나영 씨 역시 이런 스트레스를 받고 있었다. 심각한 그녀의 건강상태를 봤을 때, 약만으로 치료될 상황이 아니었다. 그녀에게는 약보다도 '약이 되는 일상 음식'이 더 중요했다. 그녀의 몸이 건강해졌다는 것을 알아채고, 아이를 잉태할 준비를 하도록 만들어야 했다. 이를 위해서는 식습관, 생활습관이 바뀌어야 했다. 인과응보라는 말처럼 모든 결과에는 원인과 결과가 있다. 결과인 질환을 해결하려면 원인을 제거해야 한다. 그녀의 건강 상태가 악화된 것도 결국은 다이어트로 인한 잘못된 식습관과 생활습관 때문이었으니 이를 바로 잡는 것이 급선무였다.

무리한 다이어트를 중지하고, 균형 잡힌 영양을 섭취하도록 권유했다. 더불어 평소에 토마토를 많이 먹으라고 조언했다. 토마토는 칼로리가 높지 않은 다이어트 식품이자 건강에도 도움을 주는 음식이기 때문이다. 또한 토마토는 불임에 탁월한 효과가 있다.

그럼 왜 토마토가 건강, 그리고 불임에 효과가 있을까? 이를 설명하기 위해서는 먼저 한의학에서 바라보는 신체와 건강을 조금 알 필요가 있다.

서양의학이 인간의 몸을 기능적으로 분리시켜서 바라본다면 한의학은 인간을 유기체로 바라본다. 서양의학에서는 환자의 무릎이 아프면 무릎 주변만 물리치료를 한다. 반면 한의학에서는 몸 전체가 유기적으로 얽혀 있기에 환부와 멀리 떨어진 곳에 침을 놓기도 하고, 약재를 통해 몸 전체의 기운을 북돋기도 한다.

불임의 경우도 마찬가지이다. 흔히 불임의 원인을 찾을 때 그저 자궁과 난소, 또는 특정 호르몬의 문제만을 고려하는 경우가 많다. 그러나 그런 요인은 그보다 더 근본적인 원인에 의해 만들어진 결과일 뿐이다. 단순화시켜 예를 든다면 아내를 잃은 상실감에 시름시름 앓다 병에 걸려 죽은 남자가 있다고 하자. 이 남자가 죽은 근본적인 원인은 병일까, 아니면 아내와의 사별 때문에 생긴 상실감일까?

인간과 건강, 불임 역시 마찬가지이다. 드러난 현상은 보이지 않는 근본적 원인에 의해 발생하는 것이다. 20세기 서양철학계의 슈퍼스타인 비트겐슈타인은 "말할 수 없는 것에 대해 우리는 침묵해야 한다."라고 말한다. 이 말의 진짜 뜻은 드러나지 않은 부분, 즉 보이지 않고 말할 수 없는 부분이 우리 삶에서 정말 중요한 부분이라는 것이다. 중요한 것은 드러난 현상이 아니라 그 이면에서 결과를 이끌어내는 메커니즘이다.

기능성 불임 역시 단순한 호르몬 이상이라기보다 전체적이고 복합적인 원인에 의해 생겨난 질환이다. 건강한 몸에서 건강한 씨앗이 나오는 법이다. 그러므로 나무를 보기보다는 숲 전체를 보며 오장육부와 음양기혈의 상호관계를 살펴야 한다. 몸의 균형과 조화를 회복하는 것이 불임 극복의 열쇠이다. 이는 불임에만 한정되는 것이 아니라 모든 건강에도 적용되는 말이다.

음식이나 약재의 효능을 설명할 때에도 서양의학과 한의학 사이에는 차이가 있다. 서양의학이 음식의 화학 성분에 관심을 둔다면 한의학에서는 음식이 어떠한 성질을 가졌는가에 주목한다. 그중에서도 특히 기미(氣味)를 중요하게 여긴다. 기(氣)란 한열온량(寒熱溫凉)의 네 가지 기운을 말한다. 미(味)는 산고감신함(酸苦甘辛鹹)의 오미(五味), 즉 시고, 쓰고, 달고, 맵고, 짠맛을 일컫는다.

음식이나 약재의 기(氣)와 미(味)를 구분하면 그것이 오장육부 중 어디에 좋은지, 기혈음양(氣血陰陽) 중 무엇을 더 북돋아줄지를 알 수 있다. 토마토를 해석할 때에도 이는 마찬가지이다. 토마토의 미(味)는 산감(酸甘), 즉 시고 달다. 한의학에서는 토마토처럼 시고 단 음식이 간장과 비장의 기운을 북돋는다고 본다.

색(色) 역시 성질을 나타낸다. 푸른색이 감도는 신맛의 토마토는 간장에 더 좋으며, 주황색이 감도는 단맛의 토마토는 비장에 더 좋다. 붉은 빛이 강한 토마토는 심장의 기운을 강화시켜준다.

토마토는 남미가 원산지로 강렬한 태양빛 아래에서 건조한 공기와 토양의 기운을 받으며 자랐다. 식물의 속성은 재배환경과는 반대로 나타난다. 따라서 토마토가 건조한 기후를 필요로 한다는 것은 상대적으로 토마토가 물 기운이 풍부한 열매라는 뜻이고, 태양빛과 상대되는 음(陰)의 속성을 가진다는 것을 알 수 있다. 열이 많은 사람이 서늘하고 그늘진 곳을 좋아하고, 남자와 여자, 음과 양이 조화를 이루는 것이 자연의 법칙이기 때문이다.

토마토가 갖는 기(氣)는 토마토가 자란 환경에 따라 달라진다. 설익은 푸른 토마토와 잘 익은 토마토가 그 맛과 효능에 차이가 있듯이, 어떤 땅에서 자란 토마토인가에 따라 그 기가 달라진다. 찬 곳에서 잘 자란 토마토는 더운 기운을 가지며, 더운 곳에서 잘 자란 토마토는 보다 서늘한 기운을 가진다. 일반적으로 토마토가 생육하기에 적합한 온도는 주간 25도, 야간 18도 정도이다. 그렇다면 토마토는 생육환경에 따라 다소의 편차는 있을지언정 그다지 차지도 덥지도 않은 음식임을 알 수 있다. 사실 토마토뿐만 아니라 평소 우리가 음식과 과일로서 취하는 식물들은 대개 차지도 덥지도 않은 평(平)한 기운을 가졌다.

토마토를 잘라보면 어떠한가? 씨앗이 듬뿍 들어 있다. 모든 씨앗은 성체(成體), 즉 다 자란 몸에 대한 자연의 약속과 신비를 담고 있으며, 그 안에는 생명력이 집결되어 있다. 우리가 쌀, 보리, 콩, 밀과 같은 씨앗을 주식으로 삼는 것도 씨앗이 가진 생명력을 받아들이기 위함이다.

이 씨앗의 기운은 정(精)을 만들어내는 신장의 기운을 북돋아준다. 정은 서양에서 말하는 에로스의 원천이 된다. 에로스는 생명(生)과 성(性)의 에너지로 죽음의 에너지인 타나토스와 양극단을 이룬다. 본질적으로는 그 의미가 다르지만, 에로스를 우리가 성(性)적인 의미로 흔히 쓰는 '에로'로 생각하면 이해가 더 쉬울 것이다. 즉 한의학에서 씨앗의 기운은 한의학에서 생명과 생식, '에로'의 힘을 북돋는다고 본다.

불임에 많이 쓰이는 약재 중에 오자(五子)라 불리는 것이 있는데, 구기자, 오미자, 토사자, 복분자, 차전자를 일컫는다. 이것들은 모두 씨앗으로 불임의 원인이 특히 정자와 난자의 부실함에 있는 경우에 좋은 약재이다. 그렇기에 씨앗까지 통째로 먹을 수 있는 토마토는 불임 부부의 생식력을 끌어올려주는 데 아주 좋은 음식이다.

더불어 토마토는 그 성질이 한쪽으로 치우쳐 있지 않고, 비장, 간장, 심장, 그리고 신장을 두루 강화시켜주기에, 편중된 식단으로 조화를 잃은 현대인의 건강에 매우 유익하다. 특히 몸이 마르고, 음혈(陰血)이 부족한 사람들에게 더욱 좋다.

김나영 씨는 식습관과 생활습관을 개선하고, 몸에 좋은 토마토를 먹으면서 불임을 극복하고, 건강을 되찾을 수 있었다. 필자를 만난 치료를 받은 지 6개월만이었다. 이처럼 한 번 잃어버린 건강을 되찾는 데에는 그만큼의 노력과 시간이 필요하다. 따라서 좋은 식습관으로 미리 건강을 챙기는 것이 가장 좋은 방법이다.

하지만 최근의 환경을 보면 이 말을 실천하기가 그리 쉽지만은 않다. 각종 스트레스, 잘못된 식습관 등 우리의 일상생활이 건강에 나쁜 영향을 미치는 방향으로 흐르고 있기 때문이다. 이런 환경변화는 결국 건강을 해치는 원인이 된다.

이는 수치로도 드러난다. 최근 결혼하는 부부 열 쌍 중 한두 쌍이 불임부부이고, 당뇨병 등 성인병 인구는 급속도로 늘어나고 있다. 불임도 예전처럼 자궁의 기형이나 나팔관의 폐쇄 등 몸의 구조 때문에 임신이 불가능한 것이 아니다. 배란과 착상을 조절하는 기능의 균형이 깨져 생기는 '기능성 불임'과 '원인불명성 불임'이 늘어났다.

이는 사회·문화적 환경과 자연 환경이 바뀌었기 때문이다. 특히 사람 몸속으로 직접 들어가는 음식은 20년 전에 비해 사뭇 달라졌다. 첨가물로 뒤범벅된 가공식품과 달고 기름진 음식이 범람하고 있다. 이제 음식은 생존과 건강보다는 맛과 시간을 위한 것이 돼버렸다. '더 싸게, 더 많이, 더 빨리'라는 자본주의의 구호는 현대의 식문화를 대표하는 말이기도 하다.

이런 식습관의 변화는 자연과 호흡하며 유기적으로 존재하는 인간에게 악영향을 끼친다. 인간에 의해 조작된 부자연스러운 음식은 결국 면역체계에도 악영향을 끼친다. 우리가 늘 접하는 자연과 음식이 인간에게 침범 당했을 때, 우리의 생명력이 약해지는 것은 어찌 보면 자연스러운 일이다.

그러므로 사람의 생명력과 생식력을 회복하는 가장 쉬운 방법은 자연 그대로의 맛과 색과 향이 살아 있는 음식을 감사하는 마음으로 섭취하는 것이다. 이런 점을 볼 때, 토마토는 건강을 위한 좋은 해법이다. 토마토는 쉽게 구할 수 있을 뿐만 아니라 껍질부터 씨까지를 모두 먹을 수 있기 때문이다. 또한 먹는 방법도 다양하게 선택할 수 있다.

질환은 환경 때문에 생겨났지만, 그 치료법은 스스로 선택해야 한다. 잘못된 생활습관을 갖은 채로 병원에서 약만 먹으면서 건강해지기를 바랄 것인지, 아니면 근본적인 원인인 생활습관을 고칠 것인지를 선택하는 것은 개인이다. 화타, 허준, 아니 이보다 더 훌륭한 의사가 있어도 개인이 노력하지 않는다면 질환을 치료할 수 없다.

　현대 사회가 가져온 풍요로운 자유와 선택을 이제는 자신의 건강을 위해, 가족의 건강을 위해 올바르게 사용하기를 바란다. 김나영 씨가 건강을 되찾은 것처럼 여러분도 이 책을 읽고, 토마토와 함께 건강을 되찾길 바란다.

chapter 04

건강, 사상체질, 그리고 토마토

경희대학교 한의대 사상의학과 외래 정교수,
김선호한의원장 김선호 박사 (www.drsasang.com)

최근 아름다움에 대한 생각도 바뀌고 있다. 20~30년 전만 해도 남자의 아름다움은 남성적인 외모와 성격이었다. 하지만 현대로 오면서 '예쁜 남자', '다정한 남자'의 인기가 치솟고 있다. 이런 변화는 텔레비전에 나오는 남자 연예인들만 봐도 쉽게 알 수 있다. 여자보다 더 예쁜 남자 연예인들이 달콤하고 다정한 말들을 쏟아내고 있다.

이러한 변화는 시대적인 흐름과 자신의 선택이기도 하지만, 생활환경이 바뀐 것도 중요한 원인이 된다. 여성의 사회적·경제적 위치가 상승하면서 그들이 바라는 남성상이 사회 전체에 영향을 미친 것이다. 결국 환경은 인간의 생각마저 바꿀 정도로 큰 힘을 가지고 있다.

하지만 정치·경제적인 부분을 떠나 한의사로서 는 환경 변화가 건강에 미치는 영향을 생각하지 않을 수 없다. '인간은 변하지 않는다.'라는 말이 있을 정도로 쉽게 변하지 않는 생각조차 환경에 의해 바뀌는데, 몸과 건강이 환경의 영향을 받지 않을까?

'남성의 여성화'라는 부분에서 가장 문제가 되는 것은 인위적인 화학제품과 음식에 의한 환경 호르몬이다. 환경 호르몬은 인체의 정상적인 성을 변화시킨다. 환경 호르몬은 그 화학적 구조가 성호르몬과 매우 유사하다. 따라서 몸속에 환경 호르몬이 쌓이면 환경 호르몬이 성호르몬의 역할을 대신함으로써 성적 생리현상이 바뀐다.

'정자 수 감소' 같은 뉴스 기사는 이러한 몸의 변화를 대변한다. 젊은 청년들의 정자 수가 나이든 아버지 세대에 비해 절반도 안 된다는 것은 분명 문제가 있다. 숫자뿐만 아니라 정자의 활동력도 현저하게 줄었다고 한다.

물론 이런 현상은 환경 호르몬뿐만 아니라 과도한 업무 스트레스, 식습관 등도 중요한 원인이 된다. 이런 환경적 원인들은 불임뿐만 아니라 현대인의 건강 상태에도 악영향을 미친다. 최근 어른들의 질환으로 여겨졌던 성인병이 아이들에게까지 나타나는 것도 이런 연유에서이다.

그렇다면 어떻게 이 문제를 해결할 수 있을까? 우리는 인체를 소우주로 보고 환경과 인간을 통합적으로 파악하는 한의학에서 그 대답을 찾을 수 있다.

한의학에서는 편안한 마음을 가지고 자연에 순응하는 생활을 하라고 이야기한다. 기의 소통을 원활하게 하는 것이 질병치료의 핵심이기 때문이다. 이 관점에서 봤을 때 현대인은 '기가 막힌' 상황이다. 어이가 없는 지경이자, 기가 막혀 건강이 좋지 않은 상태이다.

그 원인은 앞에서 말한 것처럼 우리 주변의 환경이 변했기 때문이다. 좀 더 구체적으로 말하면 각종 스트레스가 그 원인이다. 스트레스는 기의 흐름을 막는다는 점에서 건강에 매우 해롭다.

우리가 매일 먹는 음식들 역시 우리 몸에 스트레스를 준다. 가공 음식에 들어있는 인공화학 물질, 맛을 위해 넣는 인공조미료는 그 자체로 독이 될 수 있다. 또한 늘어난 육류 섭취도 몸에 해로운 콜레스테롤의 수치를 높인다.

건강을 해치는 스트레스는 음식만이 아니다. 경쟁적 사회 분위기 속에서 받는 정신적, 육체적인 스트레스는 또 얼마나 많은가! 청소년들의 입시 경쟁부터 성인들의 사회생활까지 우리는 수면부족, 강박관념, 스트레스를 강요받는다. 최근 아이들의 비행, 성인들의 조울증이 증가하는 것은 결국 그들이 정신적으로 건강하지 못하다는 것을 의미한다. 또한 정신적으로 건강하지 못하다는 것은 육체적으로도 건강하지 못하다는 뜻이다.

우리 주변을 둘러보자. 아이들은 초등학교 때부터 대학 입시를 위해 잠을 줄여가며 공부해야 한다. 고등학생들은 사당 오락(四當五落), 즉 네 시간을 자면 합격하고 다섯 시간을 자면 떨어진다는 말을 듣는다. 수면부족과 더불어 성적에 대한 엄청난 스트레스까지 동시에 받는다. 그걸로 끝이 아니다. 졸업을 하고 사회에 나오면 무한경쟁의 사회가 기다리고 있다. 이렇듯 우리는 일상 속에서 정신적 스트레스와 불안감에 시달린다.

이러한 상태에서는 기의 흐름이 막힐 수밖에 없고, 이에 따라 건강이 나빠질 수밖에 없다. 결국 이를 해결하기 위해서는 심신의 안정을 통해 막힌 기를 원활하게 소통시켜줘야 한다. 사상의학은 이 부분에서 최고의 치료방법이고, 토마토는 가장 쉽게 접할 수 있는 건강 도우미이다.

작년 봄, 만물이 소생하는 계절에 간절히 원하는 생명을 잉태하지 못해서 우리 클리닉을 찾아온 한 쌍의 부부가 있었다. 이들 역시 위에서 말한 환경적 요인으로 인해 아직 아이가 없었다. 부부는 늦게 결혼하였기에 아이를 얻기 위해 남들보다 더 많은 고생을 하였다. 나를 찾아왔을 당시 남편의 나이는 43세, 아내의 나이는 40세였다.

이들은 한의원을 찾기 전에 강남의 유명 산부인과 병원에서 10회의 시험관 아기 수술을 받았다고 한다. 하지만 대부분 착상에 실패했고, 남편은 정자 채취 과정에서 출혈로 고환이 퉁퉁 부어오르는 고통을 겪었다. 물론 이는 아이를 갖지 못하는 고통에 비하면 아무것도 아닐지 모른다.

두세 번 착상에 성공한 경우도 있었다고 한다. 하지만 그때마다 자궁 내에서 아이가 자라지 않는 계류유산을 겪었다. 이때 이들의 상실감은 말로 표현할 수 없을 정도였을 것이다. 수술에 한 번 실패할 때마다 그들의 마음은 무너졌고, 서로에게, 앞으로 태어날 아이에게, 주변 어른들께 죄송스러웠다고 한다. 다행히 이 두 사람은 서로에 대한 헌신과 사랑으로 유산의 고통을 나름대로 잘 극복했다. 하지만 유산의 고통은 사람들이 일반적으로 생각하는 것보다 더 힘들다. 유산의 아픔으로 심한 경우 우울증에 걸린 사람도 있다.

영국의 시인 엘리엇T.S. Elliot은 '황무지'라는 시에서 '4월은 잔인한 달'이라고 노래한다. 그 이유는 부조리한 세계에 새로이 깨어나는 생명이 안타깝기 때문이라고 한다. 하지만 이는 시인의 감성일 뿐, 임신을 하지 못해 새로운 생명을 잉태하지 못하는 부부의 고통은 비교할 수 없을 정도로 잔인하다.

이 두 사람은 왜 계속 유산을 하는 것일까? 앞에서 말한 것처럼 환경적인 부분이 1차 원인이다. 좀 더 구체적으로 보면 두 사람 모두에게 불임의 원인이 있었다. 부인의 경우 자궁이 약해서 착상을 유지하지 못하는 것이 주요 원인이었다. 더불어 주기가 맞지 않는 월경불순과 심한 생리통 등도 불임의 원인이 되었다. 한편 남편은 정자에 문제가 있었다. 교통사고로 인해 정관이 끊긴 남편의 정자를 검사하기 위해 고환을 통해 직접 정자를 채취했다. 검사 결과 정자의 숫자나 활동력이 기준보다 현저히 낮은 상태였다.

나는 어떻게 해서든 이들에게 아이를 갖는 기쁨을 안겨주고 싶었다. 더 이상 그들이 스스로를 자책하고, 뱃속에서 죽어간 아이에게 미안해하지 않도록 해주고 싶었다. 서로를 사랑하는 것 이상으로 자신들의 아이를 사랑으로 키울 수 있는 즐거움을 주고 싶었다.

우선 남편에게는 정자 수와 정자의 활동력을 높이기 위한 한약투여와 약침요법을 시행하였다. 소양인으로 신장이 약하여 생식기능이 약해져 있었기에 심신의 안정과 기의 순환을 도모하는 약재를 사용했다.

부인에게는 자궁의 기능을 높여 착상을 유지하기 위한 치료를 시작했다. 부인의 체질은 소음인이었는데 잦은 수술로 인해 유발된 골반내의 어혈을 풀고 자궁을 튼튼히 만들기 위한 약을 사용했다.

이 약재들은 임신에만 효과가 있는 것이 아니라 각 체질의 심리적인 안정과 기를 북돋는 역할을 하기도 한다.

더불어 토마토를 꾸준히 먹을 것을 권유했다. 사상체질학적인 치료에서는 올바른 체질별 식생활 습관을 중요하게 여긴다. 육식과 각종 가공 음식에 의해 나쁜 기운을 받으면 치료에 방해가 되기 때문이다. 자신의 식습관을 바꾸지 않고서 치료를 하는 것은 '밑 빠진 독에 물 붓기'이다.

나쁜 음식의 독성을 없애기 위해서는 체질에 맞는 채소 및 과일을 많이 섭취해야 한다. 물론 사상체질의학의 관점에서는 채소와 과일이라고 해서 무조건 좋은 것이 아니다. 채소와 과일도 체질별로 음양의 기운을 맞추어 섭취해야만 보약이 될 수 있다. 하지만 많은 환자들이 이러한 선택을 어려워한다. 자신의 체질이 무엇인지 잘 모르고, 채소와 과일의 기운이 어떠한지 잘 모르기 때문이다.

이럴 때 나는 토마토를 적극 추천한다. 토마토는 체질에 관계없이 몸 안의 독소를 빼내고, 기를 순환시켜 주는 건강 음식이기 때문이다. 단 소음인처럼 속이 찬 경우에는 토마토를 익혀서 먹는 요리를 권한다. 날 것으로 먹을 때보다 익혀서 먹을 때 체내 흡수율이 더 좋으므로 소음인의 경우에는 토마토를 익혀먹도록 하자.

서양 의학계에서도 토마토의 불임 치료 효과에 주목하고 있다. 최근 중국과 영국의 의학계의 연구에 따르면 리코펜이 정자의 활동성을 높이고, 정자의 수를 늘리는 데 강력한 효과가 있다고 한다.

토마토의 효능은 불임 치료에 국한되지 않는다. 나쁜 환경과 스트레스로 인해 급격하게 늘어나고 있는 성인병에도 토마토는 효과가 있다. 토마토는 이미 전 세계적으로 최고의 건강식품으로 꼽힌다. 4대 건강식품(토마토, 마늘, 적포도주, 녹차) 중에서도 토마토가 으뜸이다. 그만큼 토마토가 가진 힘은 강력하다.

나를 찾아왔던 부부는 3개월간 치료를 받고, 꾸준히 토마토를 섭취했다. 그리고 임신을 할 수 있을 정도로 건강한 상태가 되었다. 마지막 치료가 끝나고 몇 개월 후, 남편이 병원을 찾아왔다. 나는 그들의 시험관 아기가 착상에 성공했는지 궁금했던 터라 반갑게 맞이했다. 다행히 남편은 착상에 성공했고, 임신을 잘 유지하고 있다는 낭보를 전했다. 불임치료 때문에 먹던 토마토를 아직까지도 먹고 있다며, 처음 병원을 찾았을 때의 심각한 표정이 아니라 만면에 웃음이 가득한 모습으로 이야기했다. 환자를 치료하는 직업을 가진 한의사로서 이런 때 가장 큰 보람을 느낀다.

'환자의 건강회복'과 '보람'은 모든 의사들이 항상 바라는 일이다. 이런 의미에서 영국의 약리학자 론 레빈 *Ron Levin*이 쓴 《토마토, 내 몸을 살린다(원제 : The Red Bodyguard)》가 나오게 된 것을 무척 반갑게 생각한다. 한의학과 서양의학이라는 차이를 넘어, 인간을 건강하게 만들고 싶다는 소망은 모두 마찬가지이기 때문이다. 누구나 쉽게 접할 수 있는 토마토야말로 그 소망을 이룰 수 있는 열쇠가 될 것이다. 부디 이 책을 끝까지 읽고 건강해질 수 있기를 진심으로 바란다.

건강지킴이, 토마토

빈센트 마크Vincent Mark

영국 서리 대학교University of Surrey 임상생화학과 명예 교수

형과 시장에 갔는데 누군가가 형에게 토마토를 던졌다. 보통 토마토는 말랑하기.때문에 맞아도 멍들거나 하지 않지만, 이 토마토는 통조림 토마토였다.

—작자 미상

16세기 초 토마토는 감자, 담배와 함께 신세계에서 유럽으로 들어왔다. 이들 작물은 유럽 땅에 들어온 이후로 유럽 경제에 다방면으로 큰 영향을 미쳤다. 담뱃잎은 약 60년 전 담배의 성분이 질병을 유발한다는 사실이 밝혀지기 전까지 기호식품으로 사용되었다. 높은 열량을 제공하는 감자는 유럽인들의 식탁에서 중요한 자리를 차지하게 되었다. 특히 감자는 1845년 아일랜드에 근래에 유래 없는 기근이 닥쳤을 때 그

50

진가를 발휘했다. 반면 토마토는 아주 최근까지 감자나 담배가 누렸던 영광을 누리지 못했다. 하지만 이 책의 저자가 밝히고 있듯이 최근 토마토는 건강에 좋은 채소로 급부상하고 있다. 토마토는 식물학적으로는 과일에 속하지만 색깔이 먹음직스럽고 익히지 않고 먹어도 맛이 좋을 뿐만 아니라 다른 채소들과도 잘 어우러진다. 또한 익혀서 먹으면 우리 삶에 꼭 필요한 항산화성분이 풍부한 식품이 된다.

이 책에서 저자는 예쁜 빨간색 때문에 장식용으로만 여겨지던 토마토가 어떻게 가장 널리 사용되는 식품이 될 수 있었는지에 관한 놀라운 이야기를 들려줄 것이다. 저자는 최초로 다양한 과학적 정보를 활용하여 토마토의 식품으로써의 가치를 조명할 것이다. 독자들이 과학적인 정보를 더 쉽게 이해할 수 있도록 돕는 일은 제라드 체셔가 맡았다.

여태껏 토마토에 관한 책이 없었다는 것은 조금 의문이다. 어쩌면 우리가 토마토에 너무 익숙하고, 토마토가 토마토수프나 케첩, 피자처럼 패스트푸드에 사용되기 때문일지도 모르겠다. 그래서 많은 사람들이 토마토를 건강하지 않은 식품으로 여긴 것일 수도 있다. 저자는 전립선암에서 혈관질환에 이르기까지 다양한 질병을 예방하는 토마토의 기능을 여러 증거를 통해 쉽고 설득력 있게 설명하고 있다. 맛이 좋고 영양소가 풍부하며 칼로리가 적은 토마토는 전 세계에서 가장 중요한 식품 중 하나가 될 자격이 있다. 적어도 지금보다 더 많은 인기를 누릴 자격은 충분하다. 토마토의 인기가 높아지면 높아질수록 우리는 더욱 건강해질 것이다.

chapter 06

토마토, 이렇게 먹어라!

　이 책의 2부에서는 토마토가 질환에 왜 좋은지를 약리학적인 관점에서 구체적으로 설명할 것이다. 그리고 2부와 3부 요리법에서는 토마토를 어떻게 먹는 것이 효과적인지에 대해서 중간중간 언급할 것이다.

　하지만 하루라도 빨리 토마토를 섭취하고, 토마토 식이요법을 실천하고 싶은 사람들을 위해 이번 장에서는 토마토의 효능과 먹는 방법을 간단하게 요약하겠다. 그렇다고 이번 장만 읽고 이 책을 다 읽었다고 생각하지는 말기를 바란다. 1부 1장에서 이야기했듯이 제대로 알지 못하면 효과도 떨어지고, 꾸준히 실천할 수도 없기 때문이다. 앞에서 예로 들었던 《꿈을 이룬 사람들의 뇌》의 저자 조 디스펜자는 최면치료의 전문가였다. 그는 인체와 정신에 대해 누구보다 많이 알았기 때문에

'건강해진 자신의 척추'를 손에 잡힐 듯이 상상할 수 있었다. 이렇게 자신의 척추가 건강해지는 과정을 구체적으로 생각할 수 있었기에 효과도 컸고, 몇 개월에 걸친 재활치료도 견뎌낼 수 있었다.

토마토의 경우도 비슷할 것이다. 내가 먹은 토마토가 몸속에서 어떤 작용을 하는지 구체적으로 상상한다면 그 자체가 플라세보 효과이자 강력한 동기부여가 된다.

그럼 먼저 간단히 토마토의 효능에 대해 알아보자.

토마토의 강력한 효능

토마토가 예방·개선시킬 수 있는 질환들에는 무엇이 있을까? 놀라지 마시라. 전립선암, 위암, 폐암, 심장질환, 뇌졸중, 당뇨, 천식, 관절염, 심부정맥 혈전증, 노화, 불임, 임신중독증, 피부, 골다공증…. 이처럼 토마토는 수없이 많은 질병에 강력한 효과를 자랑한다. 그 숫자가 너무 많다보니 그냥 '토마토를 먹으면 건강에 좋다.'라고 단순하게 말하려는 심정도 이해가 간다. 여기에서는 몇 가지 대표적인 질환에 대한 토마토의 효능을 간단하게 언급하겠다.

여러 질환에 좋은 토마토

토마토는 전립선암, 위암, 폐암 등의 암을 예방하고 개선시킨다. 왜 토마토가 암에 효과가 있는 것일까? 이를 알기 위해서는 인과응보, 즉 원인과 결과를 알아야 한다. 모든 질환은 어떤 원인에 의해 결과로서 일어난 것이다. 밥을 너무 많이 먹으면 배가 불러 고통스러운 것처럼 모든 것에는 원인과 결과가 있다.

암의 원인 중 하나는 활성산소라는 녀석이다. 활성산소는 우리 몸이 신진대사를 하는 과정에서 발생하는 물질이다. 쉽게 비행청소년 쯤으로 생각해도 무방하다. 우리 사회 속에 아이들은 반드시 있어야 하는 존재이듯이 활성산소 역시 완전히 없을 수는 없다. 다만 적절한 양을 넘어선 과도한 활성산소는 범죄를 저지르는 비행청소년처럼 우리 몸의 세포를 공격한다.

공격을 받은 세포는 때로는 죽고, 때로는 자신이 맡을 역할을 수행하지 못하게 된다. 또 때로는 돌연변이를 일으키기도 한다. 영화 〈괴물〉에서 한강에 나타난 괴물은 미군이 버린 폐기물에 의해 돌연변이를 일으킨 생물이었다. 마찬가지로 활성산소에 의해 돌연변이를 일으킨 세포는 암세포로 변하기도 한다.

토마토는 바로 세포의 돌연변이를 일으키는 활성산소를 제거한다는 점에서 강력한 항암식품이기도 하다. 활성산소는 암뿐만 아니라 수없이 많은 질병의 원인이기도 하다. 심혈관 질환, 뇌졸중, 안과질환, 노화 등의 혈관 관련 질환도 활성산소에 의해 생겨난다.

1993년에 조셉 L. 위첨*Joseph L. Witztum* 박사는 콜레스테롤의 산화에 의한 활성산소가 혈관질환을 일으키는 과정에 대해 설명했다. 몸에 해로운 콜레스테롤이 몸속에서 변하면서 활성산소를 대량으로 만들어 내고, 그 활성산소는 혈관을 공격하여 혈관을 약하게 만든다.

노화의 경우도 활성산소에 의한 공격이 세포나 DNA에 축적되면서 세포가 그 기능을 잃어가는 것이 주요 원인으로 꼽힌다.

결국 활성산소는 만병의 근원이라고 할 수 있다.

토마토 속의 리코펜

이처럼 건강의 적인 활성산소를 막을 수 있는 방법은 무엇일까? 토마토와 같은 항산화물질, 항산화식품을 많이 섭취하는 것이 가장 좋은 방법이다.

실제로 유럽 지중해 근처에 사는 사람들이나 프랑스 사람들의 경우 동맥경화가 다른 서양 국가들에 비해 훨씬 적게 나타난다. 많은 과학자들은 그 이유로 그들이 먹는 음식을 꼽는다. 지중해 지역 사람들은 토마토와 올리브유를, 프랑스 사람들은 레드 와인을 많이 섭취한다. 전문가들은 이 음식 속의 성분들이 관련 질병을 예방하는 것으로 보고 있다. 이런 점을 볼 때, 식습관과 건강은 매우 밀접한 관계를 맺고 있다는 것을 알 수 있다.

레드 와인 속에 안토시아닌이라는 건강물질이 많다면 토마토 속에는 리코펜이라는 물질이 풍부하다. 리코펜은 활성산소를 잡는 강력한 항산화물질로써 리코펜 성분 하나가 수천 개의 활성산소를 제거할 수 있다. 물론 토마토는 리코펜 이외에도 다양한 건강성분을 가지고 있다. 하지만 그 양이나 효과를 봤을 때 리코펜은 토마토의 가장 중요한 건강 기능 물질임에 틀림없다.

토마토를 가장 효과적으로 먹는 법

강력한 항산화물질인 리코펜은 어떻게 먹는 것이 좋을까? 일단 토마토 속 리코펜은 생으로 먹는 것보다 가열되었을 때 더 활성화된다. 즉, 과일처럼 그냥 먹는 것보다 프라이팬 위에서 살짝 가열하거나, 익혔을 경우가 건강에 더 좋다.

또한 리코펜은 기름에 잘 녹는 성질이 있다. 따라서 토마토 속의 리코펜을 더 효과적으로 몸에 흡수하기 위해서는 기름을 섞어주는 편이 좋다. 이때 섞어주는 기름은 건강을 생각해서 올리브유나 포도씨유를 추천한다.

잠시 여기서 토마토 식이요법으로 불리는 '익힌 토마토주스' 대해서 언급하겠다. 토마토는 아무리 많이 먹어도 부작용이 없기 때문에 되도록이면 많이 먹는 편이 좋다. 그 방법도 매우 간단해서 아침, 저녁으로 익힌 토마토 1~2개를 갈아서 올리브유 한 숟갈을 넣고 마시기만 하면 된다. 토마토 식이요법은 간단하지만 각종 질환을 예방하고 고칠 수 있는 리코펜과 다양한 건강기능성 물질을 섭취할 수 있는 건강법이다.

믿고 시작하자!

암까지 고친다는 식이요법치고는 너무 간단해서 믿기지 않는가? 하지만 토마토의 효능은 하버드 의과대학 교수부터 세계보건기구(WHO)까지 공신력 있는 사람과 기관에서 인정하고 있다. 자세한 근거와 내용은 2부에서 설명할 것이다. 여기에서는 간단하게 몇몇 사람들의 말을 인용하겠다.

"여러 암과 심장질환의 위험을 줄이기 위해 매일 1회 이상 토마토를 섭취하라."
– 하버드 의과대학 에드워드 지오바누치 교수

"토마토를 비롯한 지중해식 식사는 심장발작 및 뇌졸중 발병을 억제한다."
– 세계보건기구(WHO) 연구팀

"토마토 리코펜은 각종 암을 예방하고 치료하기 위한 최선의 선택이다."
– 일리노이 대학 필리스 보웬 박사

"토마토 리코펜을 섭취한 사람들의 경우 전립선암의 발병률이 상당히 감소한 것을 통계적으로 확인할 수 있었다."
– 세계암연구기금과 미국암연구소가 발행한 보고서 중

특히 이 공신력 있는 보고서에서는 토마토 리코펜을 섭취하면 이미 상당히 진행된 암에 대해서도 치료 및 개선효과가 있을 것으로 내다봤다.

이제 토마토에 대한 신뢰도가 확 올라갔는가? 이제 남은 것은 실천하는 것이다. '한번 해볼까?' 가 아니라 '건강을 위해서 매일 3개의 토마토를 3개월 동안 먹을 거다.' 라는 구체적인 목표와 강한 확신을 가지고 꾸준히 섭취하기를 바란다.

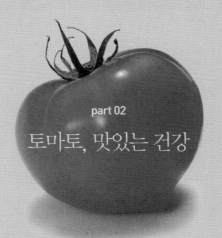

part 02

토마토, 맛있는 건강

다양한 음식을 할 때 들어가는 맛있는 토마토. 우리는 건강을 증진시키는 토마토의 효능을 간과하는 경우가 있다. 자, 이제 토마토의 효능에 대해 알고, 건강해지는 일만 남았다!

chapter 01

재미있는 토마토의 역사

　간혹 다큐멘터리를 보면 중남미 잉카와 아즈텍 문명에 대한 내용이 나온다. 이 문명은 지금 보아도 매우 신비롭고 때로는 과학적이며 또 한편으로는 원시적이다. 이런 이국성 때문에 이 중남미 문명에 대해 많은 사람들이 열광하는 것일지도 모른다.

　이런 환상은 신대륙을 발견하고, 탐험하고, 정복한 사람들에게도 발견된다. 이 정복자들의 환상은 황금이었다. 아즈텍 문명을 멸망시킨 코르테스도 잉카 제국을 무너트린 피사로도 모두 황금에 대한 욕망을 가지고 있었다. 중국과 일본을 방문하고 견문록을 지은 마르코 폴로나 성지 탈환을 주장한 십자군 원정도 근본적인 목적이 '돈'이었다는 점을 보면 이는 건강과 함께 인간의 당연한 욕망일지도 모른다.

신대륙을 발견하고 정복한 사람들은 엄청난 황금을 기대했지만, 중남미의 제국에서 그들의 기대만큼 많은 황금이 나오지는 않았다. 하지만 현재의 시점에서, 건강이라는 관점에서 아메리카 대륙의 발견은 토마토라는 '황금'이 인류 역사에 나타나게 된 계기였다.

토마토의 원산지는 남미 지역으로 그 역사는 잉카와 아즈텍 문명까지 거슬러 올라간다. 기원후 700년경 토착 원주민들은 야생 토마토를 식재료로 사용했다. 아마도 이들은 새로운 정착지로 이동했던 수천 년 전부터 식생활의 일부로 토마토를 사용했을 것이다. 이들은 먹을 수 있는 식량을 찾아내기 위해 새로운 식물과 동물들을 시험해보던 유목민이었을지도 모른다.

토마토의 원산지를 찾아라!

토마토의 원산지를 찾는 과학적인 방법을 무엇일까? 영국 런던 근교에 토마토가 재배되고 있다고 해서 영국 런던이 토마토의 원산지는 아닐 것이다. 문헌을 조사해보면 남미의 정복자들을 통해 토마토가 유럽으로 들어온 것 같은데, 그렇다면 남아메리카 전체가 원산지일까? 이렇게 말한다면 "토마토의 원산지는 지구다."라고 말하는 것도 가능하다. 과연 과학자들과 식물학자들은 어떻게 토마토의 원산지를 찾아낼까?

식물학자들은 수세기 동안 토마토의 유래를 밝히기 위해 노력했다. 그러다 유명한 러시아 과학자인 니콜라이 바빌로프 *Nikolai Vavil-ov*(1887~1943)가 조사 지역을 좁힐 수 있는 방법을 제안했다. 그 방법은 어느 지역에서 재배종 토마토의 종류가 가장 많은가를 찾는 것이다. 사람들이 오랫동안 식용으로 경작했다면 인간의 선택 교배 등에 의해 그 지역에서 가장 많은 종류의 토마토가 발견되어야 한다. 오랫동안 사람들이 식용으로 경작하며 교배해왔기 때문에 그만큼 다양한 토마토가 나타났을 것이다. 이 방법으로 밝혀낸 토마토의 원산지는 바로 페루의 안데스 지역이었다. 이곳에서는 지금도 다양한 종류의 야생 토마토가 서식하고 있다.

토마토는 본래 꽃가루가 같은 그루에 있는 암술머리에 붙는 자화수분을 한다. 따라서 인간이 의도적으로 꽃가루가 다른 꽃의 암술머리에 붙도록 타화수분을 해주지 않으면 부모 세대와 매우 비슷한 토마토가 나올 뿐, 다양한 종류의 토마토가 나올 수 없다. 인간에 의해 선택 교배된 최근의 새로운 품종들은 교배종이나 혼혈종로 불리는 반면 초기의 품종들은 '토종(heirloom)'으로 불린다.

선택 교배를 통해 작물로써의 가치가 높아진 야생 토마토는 중남미의 다른 지역으로 퍼져나갔다. 이러한 초기 재배종 중 하나가 바로 방울토마토(cherry tomato)이다. 방울토마토는 1519~21년 사이에 스페인의 정복자인 페르난도 코르테스(Hernan Cortes, 1485~1547)가 멕시코를 정복하면서 유럽에 전래된 것으로 보인다. 또한 크리스토퍼 콜럼버스(Christopher Columbus, 1451~1506)가 네 번째 항해(1502~04)를 통해 토마토를 유럽에 들여왔다는 설도 있다.

토마토가 남미에서 유럽으로 들어오면서 원산지 사람들이 부르던 이름도 같이 들어왔다. 아즈텍 사람들은 방울토마토를 '시토마테

xitomatl' 라고 불렀다. 해석하면 '배꼽이 달린 통통한 것' 이라는 뜻이다. 다른 중앙아메리카 원주민들은 방울토마토를 '타마티 *tamati*' 라고 불렀고, 이것을 스페인 사람들이 '토마테 *tomate*' 라고 부르면서 '토마토 *tomato*' 라는 영어 이름이 된 것이다.

토마토, 과연 빨간 색만 있을까?

우리는 '토마토' 라는 이름을 들으면 빨갛고, 주먹만한 크기의 채소 혹은 과일을 떠올린다. 하지만 방울토마토는 어떤가? 주먹만한 크기는 커녕 한입에 쏙 들어갈 만큼 작다. 크기가 이처럼 천차만별이라면 혹시 색깔 역시 다양하지 않을까? 정당한 의문이다. 이를 알기 위해서는 먼저 토마토에 대한 정의부터 내려야 한다. 만일 방울토마토가 모양과 이름만 토마토가 들어갔을 뿐, 과학적 분류상 토마토가 아니라면 이런 논의 자체가 의미 없어지기 때문이다.

토마토는 가짓과의 식물(solanum)로 분류되기도 하고 동시에 상록식물(lycopersicon)로 분류되기도 한다. 종 역시 채소 종(esculentum) 또는 상록식물 종(lycopersicum)으로 분류된다. 분류가 다소 혼란스러운데 이는 시간이 지나면서 분류에 변화가 있었기 때문이다. 어찌 되었건 방울토마토는 토마토에 포함되고 우리가 토마토라고 부르는 것들 역시 마찬가지이다.

인간에 의해 타화수분된 토마토는 현재 수천 가지의 재배종이 존재한다. 이에 따라 토마토 열매 역시 모양이나 크기, 색깔이 매우 다양하다.

모양으로 구분하면 구형, 사과형, 자두형, 배형, 호박형 등이 있다. 크기의 경우 몇 그램에 불과한 것에서 수 킬로그램까지 다양하다. 역사상 가장 큰 토마토는 무게가 3.2kg이나 됐다. 토마토 열매 하나가 어린 아기 몸무게만큼 나간다.

토마토의 종류가 다양하기에 색깔 역시 다양하다. 토마토는 빨갛다는 사람들의 선입견과 다르게 잘 숙성한 토마토의 색깔은 검은색, 어두운 보라, 빨강, 분홍, 주황, 노랑, 녹색 등 다양하다. 하얀색이거나 마치 수박처럼 줄무늬가 있는 것도 있다. 하지만 줄기에 달려 있는 상태에서 열매가 숙성하기 전에는 모두 녹색을 띤다.

줄기는 관목 형태이거나 땅을 기는 형태이다. 하지만 최근에는 인공 교배로 열매가 무거워져 가지를 지탱할 지지대가 필요한 경우도 있다. '세 자매(Three Sisters)'라는 이름의 교배종의 경우 세 가지 다른 종류의 묘목을 만들어낼 수 있고 열매 역시 각각 다르다.

토마토는 과일일까 채소일까?

우리는 토마토를 과일처럼 먹는다. 하지만 사람들은 토마토를 과일이 아니라 채소라고도 한다. 과연 토마토는 과일일까, 채소일까? 사실 일반적인 사람들에게 토마토가 과일인지 채소인지는 전혀 중요하지 않다. 토마토가 건강에 좋은지 알고, 먹으면 그만이기 때문이다. 하지만 여기에는 재밌는 에피소드가 들어있으니 한번 고민해 보기 바란다. 이 의문 때문에 토마토는 법정의 피고인석에까지 앉았으니, 그 이야기

속으로 한번 들어가 보자.

토마토는 식물이기 때문에 채소임이 확실하다. 적어도 동물이나 광물은 아니다. 하지만 상업적인 관점에서 토마토를 과일에 포함시켜야 한다는 논란이 끊이지 않았다. 식물학적으로 토마토는 과일인 사과나 오렌지, 바나나처럼 식물의 열매이다. 열매에 씨앗을 담고 있기 때문이다. 하지만 토마토의 맛이 달지 않기 때문에 이러한 논란이 일어나는 것이다. 많은 사람들이 토마토를 딸기나 사과와 같은 과일로 볼 것인지, 아니면 감자나 당근과 같은 채소로 볼 것인지 고민한다. 또는 오이나 가지, 애호박, 고추처럼 향미가 있는 채소로 보기도 한다.

1893년 미국 입법부에서 토마토가 과일인지 채소인지 판단하기에 이르렀다. 토마토가 재판까지 가게 된 것은 그 당시의 미국 세금 정책과 관련이 있었다. 당시에는 수입 농산물 중 과일을 제외한 채소에만 세금을 부과하고 있었던 것이다. 식물학적 지식을 갖고 있던 토마토 수입업자 존 닉스John Nix는 세금 면제를 위해 토마토가 과일이라며 토마토에 관한 법에 도전했다.

이 소송은 결국 미국 대법원까지 올라갔다. 당시 판사 그레이 Gray는 심사숙고한 끝에 다음과 같은 판결을 내렸다. "식물학적으로 보면 토마토는 오이나 호박, 콩과 같이 줄기에 달린 열매이다. 하지만 상식적으로 이들은 감자나 당근, 양배추처럼 채소이다. 과일이 주로 후식으로 사용되고 채소는 식사에 사용되는 것을 생각해보면 토마토는 채소라고 보는 것이 맞다." 결국 법정은 열매라는 식물학적 사실을 거부한 것이다. 여기서 짚고 넘어가야 할 것은 그레이 판사가 그 지위에 어울리지 않게 무지했다는 것이다. 판결문에 나온 콩은 토마토와 같은 열매가 아니라 먹을 수 있는 씨앗이기 때문이다. 이는 토마토와 특성이 다른 작물을 예로 들며 토마토를 채소로 규정한 것이다. 덕분인지 사람들은 아직까지도 토마토가 채소인지 과일인지 헷갈려한다.

토마토가 우리의 신뢰를 얻기까지

스페인 정복자들은 토마토 씨앗을 본국으로 보냈다. 스페인은 토마토를 재배하기에 적절한 곳이었다. 스페인 사람들은 토마토에 금세 익숙해졌다. 당시 토마토는 '무어인의 과일(pome dei Moro, fruit of the Moors)'로 알려졌는데 무어인(8세기 스페인을 정복한 부족-옮긴이 주)은 15세기 말까지 스페인 안달루시아 지방을 점령했던 아랍인들이었다. 이렇게 토마토는 스페인을 통해 지중해 해안까지 퍼져나갔다. 프랑스에서는 토마토의 스페인 이름을 프랑스 이름으로 옮기는 과정에서 '사랑의 과일(pomme damour, apple of love)'로 둔갑했다. 결과적으로 프랑스에서 토마토는 최음제로 여겨지게 됐다. 이탈리아에서 토마토는 '금 손잡이(poma d'ora, knob of gold)' 또는 '황금사과(mala autea, golden apple)'라고 불렸다. 당시의 재배종이 금색을 띠었기 때문이었다.

영국과 북유럽 사람들은 토마토가 예쁘다고 생각했다. 그래서 처음에는 토마토를 장식용으로 재배했다. 르네상스 식물학자들이 치명적인 독성을 가진 가지나 맨드레이크, 사리풀, 흰독말풀처럼 독성이 있는 식물과 토마토 사이의 분류학적 유사성을 찾아냈기 때문이다. 자연스럽게 사람들은 토마토를 먹을 수 없는 과일로 보게 되었다. 이들은 분명 당시에 토마토가 지중해 사람들의 식단에 중요한 부분이 되어가고 있다는 것을 몰랐을 것이다. 토마토 열매의 붉은색과 줄기의 자극적인 냄새 역시 사람들로 하여금 토마토를 먹을 수 없는 식물로 인식하게 만들었다.

토마토는 가짓과의 식물에 속한다. 가짓과의 식물 중에는 먹을 수 있는 종도 있지만 실제로 독성이 있는 것들도 있다. 먹을 수 있는 종에는 감자, 고추, 후추, 가지, 월귤나무 열매, 꽈리 등이 있다. 하지만 이들은 토마토가 유럽 해안에 발을 디뎠을 때 아직 유럽에 소개되지 않은 상태였다. 게다가 미숙성 토마토는 숙성 과정에서 중화되는 알칼리 성분이 아직 남아있기 때문에 쓴맛을 냈다. 이 때문에 토마토에 독성이 있다는 생각이 넓게 퍼진 것인지도 모른다.

토마토에 들어있는 알칼리 성분은 토마틴 *tomatine* 이라고 불린다. 토마토가 숙성하는 동안 토마틴과 엽록소가 화학적으로 분해되어 카로티노이드 *carotenoid* 라는 물질로 바뀐다. 이러한 과정을 생합성이라고 한다.

토마토에 들어 있는 주요 카로티노이드에는 리코펜과 베타-카로틴이 있다. 리코펜은 붉은 색을 띠는 반면 베타-카로틴은 노락색을 띤다. 따라서 리코펜과 베타-카로틴이 풍부한 숙성된 토마토의 색깔은 그 중간이 주황색을 띤다. 이 두 물질은 토마토의 색도 결정하지만, 그 건강 기능성 때문에 이 책에서 계속 중요하게 다루어질 것이다.

서유럽에서 토마토가 식품으로 자리잡아가고 있던 반면에 북유럽과 미국에서는 여전히 토마토를 신기한 과일로 여겼다. 처음에는 토마토가 페루의 사과로 알려졌다. 또한 처음으로 붙여진 토마토의 학명 'lycopersicon'은 라틴어로 '늑대 복숭아(wolf peach)'라는 뜻이다. 먹으면 해롭다는 믿음을 반영하는 이름인지도 모르겠다. 당시 늑대는 지금보다 훨씬 무서운 동물로 여겨졌기 때문이다.

유럽에서 토마토가 처음 기록으로 처음 등장하는 것은 식물학자 피에트로 마티올리 Pietro Mattioli(1501~77)가 쓴 《베네치아 약초사전 (Venetian herbal compendium), 1544》이다. 마티올리는 이 책에서 토마토를 볶아서 먹는 법을 소개했다. 재미있는 것은 그가 토마토를 '황금사과'라고 부른 동시에 '미친 사과(mala insana, insane apple)'라고 불렀다는 것이다. 마티올리 역시 토마토를 신뢰할 수 없었던 것이다. 어쩌면 사람들이 토마토를 먹고 우연히 병이 생겼을 때 토마토를 탓했을지도 모르겠다. 토마토에 독성이 있다고 하는 믿음에도 사람들이 토마토를 식용으로 사용한 것은 아마도 가난한 계층에서 먹을 것이 없었기 때문이다. 그들은 먹을 것이 없자 경고를 무시한 채 토마토를 먹었고, 이를 통해 토마토가 전혀 해롭지 않다는 것을 발견했을 가능성이 높다. 그 후 과학자들이 토마토에 독성이 있다는 소문은 거짓이라는 것을 증명했으리라.

1587년 권위 있는 영국의 의사이자 이발사인 존 제라드 John Gerard(1545~1611)는 자신의 저서 《제라드의 허브사전 (Gerard's Herbal)》에 토마토가 독성이 있다고 기록했다. 헨리 라이트 Henry Lyte-(1529~1607) 역시 자신의 저서 《새로운 허브 (New Herbal), 1578》에 "영국 약초학자의 정원에 자라는 토마토"라고 언급했다. 존 파킨슨 John

Parkinson 역시 라이트가 언급한 것과 같은 내용을 자신의 책(Botanical Theatre, 1640)에 기록했다.

1694년이 되어서야 처음으로 토마토 요리법이 기록으로 등장했다. 안토니오 라티니 *Antonio Latini*가 나폴리에서 출간한 《현대적 요리사 (La Scaleo alla Moderna, The Caterer of Modernity)》이다. 이 책에 소개된 토마토 요리법은 양파와 타임으로 향을 낸 스페인 스타일의 소스로 바로 지금의 '살사'이다.

1700년대에 들어서면 북유럽의 요리사들도 점차 토마토를 믿기 시작했고 다양한 요리를 시도했다. 그리고 이러한 요리법은 1781년에 미국에 소개됐다. 유럽을 거쳐 먼 길을 돌아온 것이다. 미국의 3대 대통령인 제퍼슨(1743~1826)은 토마토의 열렬한 지지자로 스스로 자신이 먹을 토마토를 경작하기도 했다. 그럼에도 불구하고 미국 사람들은 북유럽 사람들이 그랬던 것처럼 토마토를 쉽게 받아들이지 못했다. 당시 많은 미국인들이 유럽에서 이주해온 사람들이었기 때문에 토마토에 대한 불신까지 같이 들여와 퍼트렸기 때문이다.

하지만 1820년 9월 로버트 기븐 존슨 *Robert Gibbon Johnson*(1771~1850) 대령이 매사추세츠 세일럼 법원 앞에서 공개적으로 토마토를 먹으면서 두려움도 점차 사라져갔다. 대령은 1808년에 외국에서 토마토를 들여왔고 그것을 시장에 유통할 수 있기를 원했다. 사람들은 대령이 끔찍한 죽음을 맞이할 거라 확신하며 그의 주변에 몰려들었다. 하지만 그가 배탈조차 나지 않자 그 순간 사람들은 마음을 바꿨고, 토마토는 대중의 승인을 받았다. 존슨 대령이 세일럼을 선택한 이유는 그가 그곳에서 살았기 때문이기도 하지만 토마토를 마술과 밀접하게 관련된 것으로 여기던 지역이었기 때문이다.

그 시점부터 토마토는 대중적인 식품으로 성장했고 20세기에 와서는 유럽과 미국의 식탁 곳곳에 자리 잡게 되었다. 토마토는 이제 전 세계적으로 즐겨먹는 식품이다. 사실 매년 소비량으로 보면 토마토는 세계에서 가장 인기 있는 과일이다. 하지만 이에 대해서는 약간의 논란이 있다. 어떤 사람들은 토마토를 매우 좋아하는 반면 어떤 사람들은 그렇지 않기 때문이다. 특히 우리가 과일처럼 먹는 생토마토는 그 기호가 더욱 분명하다.

더 좋은 토마토를 만들기 위한 노력

토마토는 세계적으로 대중의 사랑을 받는 식품이 되었지만, 그 선호는 사람에 따라 갈린다. 예를 들어 어린아이들 중에는 음식에 토마토가 들어가 있으면, 쏙 빼놓고 먹기도 한다. 이럴 경우, 건강에 좋은 토마토를 먹이려는 부모와 먹기 싫어하는 아이들의 신경전이 계속된다. 아이들은 몸에 좋다는 이유로 토마토를 먹어야 한다는 사실을 납득할 수 없기 때문이다. 이런 경우 토마토를 아이가 좋아하는 음식에 첨가하는 것도 해결책이 될 것이다. 하지만 근본적으로 토마토의 품종을 개량하는 작업이 필요하다. 간혹 개량이라고 하면 나쁘게만 받아들이고, 특히 인간의 개입을 부정적으로 생각하는 사람들도 있다. 하지만 지구상의 모든 생명체는 끊임없는 개량과 진화의 과정을 거쳤다.

다윈의 진화론은 생명체가 환경에 적응하는 과정을 통해 진화된 결과 점점 고등한 생물로 거듭났다는 주장이다. 이런 다윈의 진화론은 생물학의 영역뿐만 아니라 과학과 사회 전체에 엄청난 충격을 가져왔다. 그도 그럴 것이 이전까지 사람들은 신이 각각의 생명체를 만들었다고 믿었는데, 진화론에 따르면 미생물에서부터 진화를 거쳐 다양한 생명들이 나타난 것이기 때문이다. 용불용설(用不用說)도 진화론과 같은 맥락의 주장인데, 환경에 적합한 기능은 계속해서 사용되며 발전하고, 그렇지 못한 기능은 퇴화된다는 주장이다. 이 역시 생명체가 환경에 적합한 유형으로 점점 발전해 나간다는 뜻이다. 돌연변이의 경우도 일반적으로 나쁜 의미로 받아들이지만, 진화론의 관점에서는 기존 개체보다 환경에 잘 적응할 수 있는 돌연변이들이 생물 진화를 이끌기도 했다. 이런 진화 혹은 환경적응에는 때때로 인간의 인위적인 개입이 있었다.

　　일본 앞바다에는 등껍질에 사무라이의 얼굴이 그려진 게가 산다. 칼 세이건의 《코스모스》에서는 이 게에 대해 설명하며 인위선택설, 즉 인간이 선택·개입하여 개체를 늘렸다고 주장한다.

　　중세 일본, 헤이지(平氏)와 겐지(源氏) 가문은 일본을 놓고 권력다툼을 벌였다. 그 최후의 전투인 단노우라 전투에서 헤이지 가문은 대패를 당하고 당시 8살이던 안토쿠(安德) 천황은 바다에 몸을 던져 자살을 했다. 이후 그 지역의 어민들은 등껍질에 무사의 화난 얼굴이 그려진 게에는 안토쿠 천황과 헤이지 무사들의 영혼이 깃들었다고 믿고, 다시 바다로 돌려보내줬다. 바로 이 때문에 그 지역의 다른 일반 게들은 사람들에게 잡혀도 사무라이 게는 계속 개체수를 늘려갈 수 있었던 것이다.

이처럼 우연이나 미신일지라도 자연 상태에 인간이 개입하여 인위적으로 그 특성을 조정하는 경우는 빈번히 일어난다.

토마토 역시 더 먹기 좋은 토마토를 만들기 위해 인간이 개입하여 교배를 한다. 토종 멕시코산 씨앗에서 자란 토마토는 해충이나 질병, 습기와 추위에 약하기 때문에 믿을 수가 없고, 결정적으로 수확량이 너무 적다. 열매도 단단하지 못해 숙성했을 때 빨리 상한다. 그래서 초기 토마토 경작자들은 토마토 교배를 통해 품질과 양을 향상시킬 방법을 찾았다.

토마토는 주로 자화수분한다. 즉, 자연 상태에서는 유전적으로 다양한 종이 생산되지 못한다는 뜻이다. 부모 세대의 형질이 유사하기 때문에 새로운 종이 나타나지 못하기 때문이다. 대부분의 문화권에서 근친결혼을 금하는 것과도 유사하다. 근친결혼을 할 경우 비슷한 유전자의 남녀가 만나기 때문에 환경에 더 적합한 우성인자가 나타나기 어렵다. 딸기와 토마토를 섞어야 새로운 주스 맛을 낼 수 있지, 토마토와 방울토마토를 섞어봤자 그것은 토마토주스의 맛일 뿐이다.

따라서 해결책은 타화수분을 하여 새로운 특성을 갖도록 교배하는 것이다. 초기의 연구원들은 현재 토종이라고 불리는 개량종들을 만들어냈다. 품종 개량가들은 특성별로 토마토를 분류한 후 기후나 용도에 맞게 교배하여 개량해나갔다. 이 덕분에 16세기 이후로 새로운 토마토가 수천 종이 넘게 나타났다.

품종 개량가들이 서로 다른 토마토의 줄기를 교배할 때, 그들은 어떤 결과가 나올지 알지 못한다. 교배 과정은 적절한 판단과 운의 조화로 이루어지는 것이다. 따라서 개량가들은 자신이 원하는 특징들을 하나로 합할 수 있기만을 바랄 뿐이다. 하지만 이러한 마술(교배)은 종종 그것이 좋은 결과이든 나쁜 결과이든 예상치 못한 결과를 불러오기도 한다. 모든 성공은 많은 실패를 바탕으로 이루어지는 것이다. 좋은 결과가 나오면 자화수분을 통해 그 품종을 유지하면 된다. 이를 통해 그 혈통이 강화되고 새로운 품종이 탄생하는 것이다.

토마토의 가공

처음으로 토마토를 가공보존한 사람은 찰스 니콜라 아페르*Charles Nicholas Appert*(1749~1841)였다. 토마토는 전통적으로 햇빛에 말려 보존해왔지만, 이는 더운 나라에서만 가능한 일이었다. 그래서 1796년 파리에서 아페르는 토마토를 유리병에 보관하는 방법을 개발했다.

토마토 통조림이 처음 만들어진 것은 1847년의 일이다. 1890년 전까지 모든 통조림 작업은 수작업으로 이루어졌다. 통조림 제작의 기계화는 1890년에 도입되어 1920년경에는 통조림의 대량생산이 가능해졌다. 이 덕분에 토마토의 생산과 소비 역시 급격히 늘어났다. 1869년 젊은 사업가인 조셉 A. 캠벨*Joseph A. Campbell*(1840~1900)은 통조림 산업의 잠재력을 알아보게 된다. 캠벨은 토마토 통조림을 시장에 내놓고 이어서 통조림 수프도 출시한다. 이렇게 1897년에 최초의 농축 토마토 수프가 선을 보이게 된다.

20세기에는 토마토 품종 개량이 급격하게 발전하게 된다. 그 결과 생산량이 증가하고 열매의 질도 향상되었으며, 재배와 저장도 더 편리해졌다. 해충에 대한 저항도 향상되었으며 쉽게 상하지 않게 되었다. 또한 토마토를 활용한 제품의 개발과 그에 대한 수요가 급격히 늘어났다. 하지만 여전히 경작자들은 맛이 좋으면서도 모양도 예쁘고 단단하여 쉽게 상하지 않는 품종을 개발하기 위해 노력했다. 일반적으로 토마토는 농장에서 포장된 후 때로는 수천 킬로미터를 이동한다. 이 운송과정에서 녹색의 미숙성 상태의 토마토를 포장하기 때문에 운송 중에 숙성하거나 도착지에서 숙성하게 된다.

토마토의 인기 비결, 리코펜

토마토의 인기가 급상승한 이유는 리코펜 *Lycopene* 이라고 불리는 물질의 효능이 밝혀졌기 때문이다. 이 물질은 숙성한 과일에 함유되어 있는 것으로 토마토는 그중에서도 리코펜 함량이 가장 많은 과일이다. 그럼에도 토마토 경작자들은 리코펜의 시장성을 내다보고 지금보다 리코펜 함량이 높은 토마토 품종을 개발하기 위해 노력하고 있다.

'커런트 토마토 *currant tomato*' 라고 불리는 야생종 중 하나는 작은 열매를 맺는데 영국산 토마토보다 40배나 많은 리코펜을 함유하고 있다고 한다. 그래서 이 품종의 교배에 대한 연구가 한창 진행 중이다.

토마토의 원산지는 남아메리카이고, 주요 사용 지역은 유럽을 비롯한 전 세계이다. 그렇다면 토마토의 최대 생산국은 어디일까? 정답은 바로 '세계의 공장' 중국이다. 중국 덕분에 최근 몇 년 사이 토마토 가

격이 많이 떨어졌다. 그래서 품종 개량가들은 토마토에 시장성을 부여
할 수 있을만한 품종 개발에 골몰하고 있다. 이중에서도 리코펜 강화
토마토가 품종 개량가들 사이에서 화두가 되고 있다.

토마토 소비자와 생산자

오늘날 5대 토마토 생산국은 중국, 미국, 터키, 이탈리아, 인도이다.
아시아에서 전 세계 생산량의 50%를 생산하고 있으며, 그 다음이 미국
과 유럽 순이다.

❀ 세계 토마토 생산량(백만 톤)

	연도						
	1995	1999	2000	2001	2002	2003	2004
미국	11.4	12.9	11.4	10.0	11.4	10.0	12.9
이탈리아	4.3	7.1	7.1	6.4	5.0	5.7	6.4
터키	7.1	8.6	8.6	8.6	9.5	9.5	7.1
중국	12.8	18.6	22.9	24.3	27.2	28.6	30.0
인도	5.0	7.8	7.1	6.4	7.1	6.4	7.1
이집트	4.3	5.7	6.4	5.7	6.4	6.4	6.4
다른 국가들	42.2	47.2	44.3	44.3	47.2	47.2	45.0
총 톤수	87.1	107.9	107.8	105.7	113.8	113.8	114.9

출처 : 유엔 식량 농업기구 자료

전 세계적으로 약 30~40%의 토마토가 가공되고 있다. 위의 표
(White Book, 2000)를 보면 1995년에서 2004년 사이의 토마토 생산량과
소비량의 증가를 확인할 수 있다. 2004년 이후에는 전 세계적인 생산량

이 비슷한 수준을 유지하고 있는데, 중국의 생산량이 늘어남에 따라 상대적으로 다른 국가의 토마토 생산량이 줄어들었다.

물론 토마토는 이 표의 국가들에서만 재배되는 것이 아니라 전 세계적으로 재배되고 있다. 인간은 삶을 간편하게 만들어주는 것이라면 새로운 것에 쉽게 적응하는 경향이 있다. 토마토는 전 세계 사람들의 식단에서 중요한 부분을 차지하고 있고, 활용도가 매우 다양하다. 또한 매우 많은 요리에 사용될 뿐만 아니라 갈아서 음료수처럼 먹을 수도 있기 때문에 큰 인기를 얻고 있다. 또한 재배하기도 쉬워서 토마토 가공품을 사서 즐길 뿐 아니라 신선한 토마토를 키우는 경우도 있다.

❀ 일반 토마토와 방울 토마토(cherry tomato)의 영양가 비교

	칼슘 (mg)	철분 (mg)	베타카로틴 (μg)	비타민 B1 (mg)	비타민 B2 (mg)	나이아신 (mg)	비타민 C (mg)
일반 토마토	9	0.3	542	0.04	0.01	0.6	11
방울 토마토	14	0.4	1,448	0.06	0.03	0.9	21

여러 토마토 중 가장 많은 인기를 얻는 토마토는 다섯 가지가 있다. 체리 토마토 *cherry tomato*, 플럼 토마토 *plum tomato*, 조롱박 토마토 *pear tomato*, 일반 토마토 *standard tomato*, 비프스테이크 토마토 *beefsteak tomato*이다. 이 토마토들은 각각 다양한 품종으로 생산되고 있고, 식재료로써 다양한 방법으로 사용되고 있다.

chapter 02

건강을 위협하는 활성산소 이야기

현대에는 토마토가 건강에 좋다는 것을 모르는 사람이 없을 것이다. 하지만 토마토가 어떤 질병에 왜 좋은지를 아는 사람은 드물 것이다. 토마토처럼 흔한 식품이 암이나 심장질환, 불임과 같은 심각한 질환을 치료하고 예방한다는 사실을 아는 사람이 얼마나 될까? 토마토의 효능을 이해하기 위해서는 인간의 신진대사 과정에서 일어나는 특정 현상을 알 필요가 있다. 우리 몸은 평생 동안 무수히 많은 화학작용이 일어나는 매우 복잡한 화학 공장과 비슷하다. 이러한 화학 반응은 생명의 유지에 필수적인 것이다. 하지만 이 과정에서 특정 질병을 유발하는 불완전한 물질이 발생하기도 한다. 이 불완전한 물질이 바로 활성산소종(reactive oxygen species) 또는 활성산소(free radicals)이다.

활성산소의 정의는 짝을 이루지 못한 전자를 지닌 충전되지 않은 분자를 뜻한다. 쉽게 말하면 전자가 '필요한' 상태의 분자로, 주변에서 전자를 '훔쳐올 때까지' 주변의 분자들과 쉽게 반응하는 분자를 말한다. 그리고 전자를 훔쳐오는 과정은 매우 짧은 시간 안에 이루어진다.

Tip Box **활성산소(free radicals)**

활성산소는 만병의 근원이 된다. 암이나 각종 성인병뿐만 아니라 탈모, 피부노화, 기미, 주근깨 등도 활성산소의 영향을 받는다.

우리의 몸은 세포로 이루어져 있다. 각 세포에 있는 미토콘드리아는 일종의 발전소이다. 석탄, 석유, 원자력과 같은 원료를 통해 발전소는 에너지를 얻고, 그 산물로 매연이나 핵폐기물을 남긴다. 마찬가지로 인간의 세포 역시 에너지를 얻기 위해서는 원료가 필요하다. 탄수화물(당분)은 그 중요 원료로서 혈액을 통해 세포에 공급된다. 이 과정에서 원료가 에너지로 변환된 후 남는 폐기물이 활성산소이다. 활성산소는 매우 공격적이어서 주변의 세포나 조직, DNA를 공격하여 각종 질환의 원인으로 지목되고 있다.

당연히 전자를 도둑맞은 분자는 불완전한 상태가 된다. 만약 이렇게 전자를 도둑맞은 분자가 세포핵의 DNA 분자라면 그 세포의 유전자 암호를 망쳐버릴 수 있는 것이다. 즉, 활성산소가 돌연변이 유발요인으로 작용하여 비정상적인 세포 복제를 일으키고 이것이 종양이나 암으로 이어질 수 있다. 또한 활성산소에게 공격을 당한 세포가 죽기도 한다. 이 때문에 우리가 노화를 겪는 것이다.

우리의 세포 재생률은 나이가 들어감에 따라 낮아진다. 따라서 나이가 들면 활성산소에게 공격을 당한 세포가 쉽게 재생되지 않는다. 결국 죽을 때까지 우리 몸은 활성산소와 질 수밖에 없는 싸움을 계속하고 있는 셈이다. 우리가 건강하고 젊게 살고 싶다면 활성산소를 막는 방법밖에 없다.

연구에 따르면 적당한 양의 활성산소에는 긍정적인 효과도 있다고 한다. 활성산소의 농도가 낮으면 성장과 세포의 분화를 촉진하고, 박테리아의 침입으로부터 세포를 보호한다. 하지만 우리 몸에서 사용하는 것보다 더 많은 활성산소가 존재할 때는 사용되지 않고 남은 활성산소가 세포에 피해를 입히는 것이다. 세포막이나 DNA를 공격하는 것이 바로 남아도는 활성산소이다. 암뿐만 아니라 다른 질병 또한 활성산소로 인해 유발될 수 있다. 따라서 활성산소의 억제는 매우 중요한 문제이다. 이에 대해 이후 더 자세히 다루도록 하겠다.

'활성산소(free radicals : 활성산소는 화학에서 '자유기' 라고도 부른다. - 옮긴이 주)' 라는 용어에서 '자유(free)' 는 화학적으로 안정되지 않았다는 뜻이고, '기(基_radical)' 는 화학반응의 가장 기본의 되는 고유의 요소이다. 즉, 화학적으로 안정되지 않은 반응이 활성산소이다.

하지만 어떤 활성산소는 우리 몸의 항상성 유지에 꼭 필요하기도 하다. 활성산소는 우리 몸의 생리작용의 일부인 것이다. 따라서 활성산소를 본질적으로 나쁜 것으로 생각해서는 안 된다. 하지만 사람들은 박테리아, 콜레스테롤, 당분이라고 하면 모두 나쁜 것인 줄로 아는 것처럼 활성산소 역시 나쁜 것으로 생각하는 경향이 있다. 특히 건강식품이나 노화방지 식품의 광고는 이런 생각을 부추기고 있다. 계속 듣다 보니 사람들의 마음속에 활성산소라는 단어가 곧 노화처럼 받아들여졌다.

중요한 것은 적당량의 활성산소를 유지해야 한다는 점이다.

모제스 곰버그*Moses Gomberg*(1866~1947)가 1900년 처음으로 활성산소의 존재를 밝혀내기까지 활성산소는 화학 이론에 반하는 것이었으며 연구대상도 아니었다. 곰버그가 활성산소의 존재를 처음 밝혔을 때 그는 미시간대학교의 교수로 재직하고 있었다. 그의 주장은 과학계에서 10여 년 동안 뜨거운 논쟁을 일으켰다. 그럼에도 불구하고 그의 업적은 1910년에 가서 다른 사람들에 의해 증명되었다. 미국화학학회는 곰버그의 발견과 그가 화학의 역사에 기여한 바를 기리기 위해 미시간대학교 화학과 강당을 곰버그가 그의 이론을 최초로 발표한 장소로 지정했다. 그를 미국 화학 역사의 이정표로 삼은 것이다.

곰버그는 러시아계 유태인으로 우크라이나에서 태어났다. 그의 아버지는 당시 러시아 정권에 반하는 활동을 했다는 혐의를 받고 집과 재산을 포기한 채 1884년 미국 시카고로 망명했다. 곰버그와 그의 아버지는 영어를 할 수 없었기 때문에 처음에는 노동자로서 일했다. 하지만 2년 후인 1886년에 곰버그는 미시간대학교의 화학과를 지원할 수 있을 정도로 영어에 능숙해졌다.

그 후로 6년 사이에 그의 이름 뒤에는 학사, 석사, 박사라는 수식어가 붙게 되었고 마침내 대학의 교수로 채용되었다. 활성산소의 발견은 20세기 유기화학 분야의 가장 중요한 발견 중 하나로 꼽힌다. 그는 결국 미국화학학회의 회장이 된다. 또한 1915년에서 1940년 사이에 노벨상 화학상 부분 후보에 10번이나 오르기도 했다. 하지만 아쉽게도 그가 후보에 오른 해마다 노벨상 위원회는 다른 후보의 성취에 손을 들어

주고 말았다. 활성산소가 연소과정에서 나오듯이, 그의 업적에 대한
평가 역시 일종의 느린 연소과정과 같았던 셈이다.

조지 B. 카우프만 *George B. Kauffman*의 글을 인용할 수 있게 도와준
〈Chemistry & Industry〉지의 편집장에게 감사의 말을 전한다.

〈*Chemistry & Industry*〉, *pp. 813~14, 12월 18일*

chapter 03

건강을 지키는 토마토의 성분

이번 장에서는 건강증진제로 알려져 있는 토마토의 함유성분에 대해 알아보도록 하겠다. 또한 극소량으로 존재하며 주요 성분의 효과를 촉진하는 역할을 하는 것으로 보이는 물질들에 대해서도 알아보겠다. 이 물질들이 상호보완적으로 작용하면서 각종 질환에 도움을 주는 토마토의 효능이 나타나기 때문이다. 아는 만큼 보이듯이, 아는 만큼 건강해질 수 있다. 생소하다고 넘어가지 말고, 쭉 읽어나가며 용어들에 익숙해지기 바란다.

토마토에는 엽산과 비타민C, 비타민E, 플라보노이드, 카로티노이드 등이 풍부하게 함유되어 있으며 이들 모두 암의 예방과 관련이 있다.

-K.M. 에버슨Everson and C. E. 맥퀸McQueen, American Journal of Health- System Pharmacy, Vol. 61, p. 1562~6, 2004

카로티노이드

과일과 채소가 화사한 색깔을 띠고, 연어의 살이나 바닷가재의 껍질이 붉은 색을 띠는 것, 플라밍고와 같은 새의 깃털이 붉은 색인 것은 왜일까? 바로 카로티노이드 덕분이다. 카로티노이드는 미생물이나 식물(인간을 포함한 포유류 제외)에 의해 화학적으로 합성되는 천연색소군을 대표하는 이름이다. 자연적으로 발생하는 카로티노이드는 지금까지 밝혀진 바로만 수백 종에 이르며, 이들은 서로 같은 구조를 갖고 있다. 이중 적어도 14개 이상이 인간의 조직에서도 발견된다. 토마토는 9종류의 카로티노이드를 함유하고 있으며 이중 7가지는 다른 어떤 식물보다 많이 함유하고 있다. 식물에서 카로티노이드가 하는 역할은 광합성을 위한 빛 에너지의 흡수로 알려져 있다. 또한 빛에 과도하게 노출되는 식물을 보호하는 기능을 할 수도 있다고 추측하고 있다. 토마토에 들어 있는 여러 카로티노이드 중 가장 중요한 것은 아마도 리코펜일 것이다.

리코펜

영화 〈슈퍼맨〉을 떠올려 보자. 슈퍼맨은 아기였을 때 우주선에 태워져 지구에 왔다. 지구인 부모의 손에서 지구인으로 길러지지만 그 생물학적 구조는 지구인과 다르다. 슈퍼맨이 초능력과 엄청난 힘을 쓸 수 있는 것도 이 때문이다. 지구인의 생물학적 구조로는 아무리 힘이 센 사람도 슈퍼맨처럼 하늘을 날고, 비행기를 멈춰 세울 수는 없다.

슈퍼맨과 일반인의 구조적 차이처럼 카로티노이드 역시 그 화학구조 때문에 중요한 물리적·생물학적 기능을 한다. 그중 리코펜은 분자 하나당 13개의 활성산소를 중성화시킬 수 있다. 이것이 리코펜이 강력한 항산화물질인 이유이다. 한 개의 활성산소의 공격에 수많은 분자들이 손상된다는 것을 생각하면, 토마토로 리코펜 수십만 개의 분자를 섭취한다면 수백만 개의 활성산소를 제거할 수 있다는 말이 된다.

토마토를 통해 더 많은 리코펜을 섭취하기 위해서는 색이 붉을수록 좋다. 다양한 품종의 토마토에 리코펜이 함유되어 있지만 토마토가 붉을수록 그 함유량이 더 많기 때문이다. 짙은 붉은색을 띠는 품종의 경우 1kg당 50mg의 리코펜을 함유하고 있는 경우도 있다. 반면 노란색의 품종의 경우 1kg당 5mg의 리코펜을 함유하고 있다. 영국의 경우 리코펜 권장 소비량이 5~8mg인데, 실제 하루 평균 리코펜 소비량은 1.1mg이다. 따라서 하루에 몇 개의 붉은 토마토를 먹으면 건강에 더욱 확실한 도움을 줄 것이다.

1959년에 처음으로 리코펜의 생물학적인 활성화를 확인할 수 있는 연구가 진행됐다. 이 연구에 따르면 생쥐에게 리코펜을 보충한 음식을 주었을 때, 생쥐들의 생존율과 박테리아 감염에 대한 저항력이 향상되었다.

항산화물질로서 리코펜의 효과에 관한 연구는 1969년에 발표된 보고서에 의해 확산되었다. 이 보고서에 따르면 활성산소를 중화시키는 리코펜의 화학적 능력은 강력한 항산화물질인 베타-카로틴의 두 배에 달했다. 이후 1990년대 중반에 접어들면서 주요 만성질병의 예방을 돕는 물질로써 리코펜에 대한 연구가 더욱 진지하게 시작되었다.

베타-카로틴

야맹증은 밤눈이 어두워지는 질환이다. 사람들은 밤에 잘 안 보이는 것을 당연하게 여길지도 모르겠다. 그러나 인간의 눈은 어둠 속에서도 적응이 되면 어느 정도의 사물을 식별할 수는 있다. 하지만 야맹증에 걸린 사람은 그렇지 못하다. 그 원인은 비타민A(레티놀)가 부족하기 때문이다. 따라서 야맹증을 개선하기 위해서는 비타민A를 꾸준히 섭취해야 한다.

베타-카로틴은 체내에 흡수되면 비타민A로 전환된다는 점에서 우리 몸에 꼭 필요한 물질이다. 리코펜에 비해 적은 양이기는 하지만 토마토에는 꽤 많은 양의 비타민을 합성할 수 있는 베타-카로틴이 함유되어 있다. 비타민A는 항산화물질일 뿐만 아니라 피부와 조직 내막(눈을 포함)을 건강하게 유지시켜주고 면역 기능을 강화해 감염을 예방해주기도 한다.

그 외의 카로티노이드

독불장군이라는 말이 있다. 또한 붓다는 태어나며 "천상천하 유아독존(天上天下 唯我獨尊)"이라고 외쳤다고 한다. '세상에 오직 나 홀로 존재한다.' 는 말은 철학적이긴 하지만, 우리가 살고 있는 속세에서는 적용되지 않는 말이다. 현대 세계를 살아가는 데 있어서 다른 사람과의 교류 없이 혼자 살아갈 수는 없기 때문이다. 무인도에 살던 로빈슨 크루스조차 그 섬의 생태계 속에서 살아갔다. 즉 야자열매를 먹고, 식수를 발견해서 물을 먹으며 생존해나갔다. 자연의 법칙은 우리에게 아무리 좋고 훌륭한 존재여도 혼자서 모든 것을 할 수는 없다는 것을 알려준다.

토마토에서 가장 중요한 성분인 리코펜 역시 마찬가지이다. 분명히 리코펜은 항산화물질로서 다양한 질환을 예방하고 개선시킨다. 하지만 많은 과학자들은 리코펜이 토마토에 함유되어 있는 다른 여러 유익한 성분들과 함께 상승작용을 하며 활성화된다고 믿고 있다. 또한 이 중 몇 가지는 같은 카로티노이드 계 항산화물질로, 여기에는 파이토인, 파이토플루인, 알파-카로틴, 루테인, 뉴로스포렌, 제아잔틴이 있다. 이들 역시 인간의 혈액과 조직에 필수적인 물질이다. 천연의 토마토가 좋은 이유는 인체에 꼭 필요한 영양소를 공급해주는 훌륭한 원천이기 때문이고, 리코펜과 다양한 물질이 서로 시너지 효과를 일으키기 때문이다.

비타민C

비타민C(아스코르브산)는 여러 상품이나 보충제, 광고 등을 통해 건강을 대표하는 물질이 되었다. 비타민C는 훌륭한 항산화물질로서 노화방지 효과가 탁월한 비타민E의 흡수를 돕는 역할을 하며 심근경색이나 뇌경색 같은 관상동맥질환을 예방하기도 한다.

토마토는 '비타민C의 덩어리'라고 불릴 만하다. 토마토 100g당 약 20mg의 비타민C가 함유되어 있기 때문이다. 특히 씨앗을 둘러싸고 있는 젤리 같은 부분에 집중적으로 함유되어 있다. 토마토는 단위당 비타민C의 양도 많지만, 인간에게 제공하는 비타민C의 총량에서도 오렌지, 자몽과 함께 세 손가락 안에 든다. 중간 크기의 토마토에는 하루 비타민C 권장량의 50%가 함유되어 있다.

비타민E

비타민E(토코페롤)는 지방에 녹는 성질을 가진 지용성 항산화물질로 지방조직, 그중에서도 세포막에 있는 특정 활성산소를 가둔다. 혈액 중 비타민E의 수치가 낮으면 동맥경화의 발병률이 높아진다는 증거도 있다. 비타민E는 동맥경화의 원인이 되는 혈소판의 응고를 억제하고, 콜레스테롤의 산화를 감소하며, 다양한 방법으로 심장질환의 예방에 기여한다. 뿐만 아니라 비타민E는 노화방지에도 탁월한 효과를 자랑한다.

플라보노이드

플라보노이드는 식물에서 합성되는 항산화물질이다. 플라보노이드는 과일과 채소, 차, 초콜릿, 레드 와인에 많이 함유되어 있다. 플라보노이드는 토마토 껍질과 껍질 바로 아래 부위에서 많이 발견된다. 따라서 비교적 표피가 두꺼운 몇몇 품종에 더 많은 플라보노이드가 함유되어 있다. 플라보노이드는 활성산소와 결합하여 불활성 합성물이 되는 방법으로 활성산소를 제거한다. 마치 2차 세계대전에서 적을 저지하기 위해 자폭을 하던 일본의 가미가제 특공대 같다.

토마토에 함유되어 있는 주요 플라보노이드로는 케르세틴과 켐페롤이다. 둘 다 매우 강력한 항산화기능을 한다. 이들의 정확한 역할은 아직 밝혀지지 않았지만, 몇몇 역학연구에 의하면 관상동맥질환을 예방하는 역할을 한다고 한다. 2005년 6월 워싱턴 DC에서 '플라보노이드와 심장건강' 이라는 주제로 개최된 워크숍에서는 '식품 속의 특정 플라보노이드가 심장뿐만 아니라 전반적인 건강에도 중요한 역할을 한다.' 고 결론을 내렸다.

칼륨

우리 몸에는 미량의 칼륨이 필수적이다. 칼륨은 세포 간의 영양소 교환이나, 신경전도와 근육수축 과정에서 우리 몸의 산도(酸度)를 조절하는 역할을 한다. 고혈압은 관상동맥질환을 더 악화시킨다고 알려져 있는데, 이때 칼륨은 혈압을 낮추는 역할을 한다. 최근에는 고혈압의 조절과 예방을 돕기 위한 적절한 칼륨의 섭취가 더 강조되고 있다. 이에 비해 나트륨(소금)은 고혈압을 악화시킬 수 있다. 하지만 자극적인 맛에 익숙한 현대인에게 소금을 줄이는 일은 그리 쉽지 않다. 이런 경우 칼륨의 섭취를 늘려 길항작용으로 나트륨의 배출을 돕는 것도 한 방법이다.

엽산

혈액 중 호모시스테인의 함량이 높으면 관상동맥질환을 유발할 수 있다. 엽산은 비타민B6, B12와 함께 신진대사를 돕고 호모시스테인의 수치를 낮춘다. 이 때문에 미국심장학회는 하루 5회 엽산이 풍부한 토마토가 포함된 식사를 할 것을 권장하고 있다. 미국 심장 전문가들도 국민 건강을 위해 토마토의 효능을 인정한 것이다.

식이섬유

젊은 여성들을 중심으로 식이섬유 음료의 인기가 높아지고 있다. 이는 식이섬유가 다이어트와도 관계있기 때문이다. 일단 섬유질은 소화기관의 건강에 중요한 역할을 한다. 또한 콜레스테롤 수치의 조절에도 도움이 된다. 섬유질은 과일과 채소 중 소화되지 않는 부분이다. 즉, 소화기관을 지나면서 소화되지 않은 상태로 남아 있다는 뜻이다. 섬유질은 수분을 흡수하고 오물들과 결합하여 배변을 도와주고 장 속에 찌꺼기가 남지 않도록 한다. 이 과정을 통해 소화를 돕기 때문에 다이어트와 몸매 관리를 하는 여성들에게는 꼭 필요한 물질이다.

뿐만 아니라 식이섬유는 혈당부하를 떨어뜨린다. 이에 대해서는 뒤에서 좀 더 다루겠지만, 식이섬유는 우리가 섭취한 탄수화물(당분)의 흡수를 늦춤으로서 건강에 큰 도움을 준다.

P3 합성물

영국 애버딘의 로웨트 연구소(Rowett Institute)에 따르면 토마토 씨 젤리(씨를 둘러싸고 있는 젤리 같은 물질)에는 혈소판 응고를 방지하는 물질이 함유되어 있다고 한다. 혈소판의 응고는 혈전의 형성으로 이어진다. 혈전이 형성되면 혈액순환이 완전히 혹은 부분적으로 막히게 되고, 심장발작(관상동맥혈전증)과 뇌졸중(뇌혈전증)으로 이어진다.

일반적으로 '푸루트플로우 *Fruitflow*' 라고 알려진 토마토 추출물(P3 합성물)에는 혈액응고 방지 성분이 들어 있다. 이는 갑작스런 죽음을 초래하는 정맥혈전증 환자(장기비행을 할 경우 위험)에게 효과가 있다고 한다. P3 합성물에 대해서는 4장에서 더 자세히 다루도록 하겠다.

극소량의 물질들

미량이지만 우리 몸에 필수적인 화학물질들이 많이 있다. 칼슘이나 구리, 철, 칼륨, 나트륨, 크롬, 코발트 등 모두 토마토에 극소량이 함유되어 있다. 인과 비타민B_1(티아민), B_6(피리독살) 또한 함유되어 있다.

그 외의 항산화물질

토마토는 항산화 기능을 한다고 알려진 다른 물질들도 소량 포함하고 있다. 여기에는 우리 몸에서 영양소 전환 역할을 하는 루틴(소포린),

소화기능을 조절하는 클로로겐산, 소화를 촉진하는 코마릭산이 있다.

토마토에 함유되어 있는 미량의 영양소들을 생각하면 캘리포니아 대학에서 토마토를 '서구 식단에서 가장 중요한 채소'로 선정한 것도 놀라운 일이 아니다.

❀ 토마토 1개에 들어있는 영양 성분(200g 기준)

에너지 (kcal)	칼슘 (mg)	철분* (mg)	비타민 A (R.E)	비타민 B₁ (mg)	비타민 C (mg)	나이아신 (mg)
28 (1.4%)	28 (1.4%)	0.6 (3.8%)	180 (25.7%)	0.08 (8.0%)	22 (31.4%)	1.2 (9.2%)

※괄호 안은 성인 1일 권장량(2,000kcal 기준)에 대한 비율

토마토는 영양이 풍부할 뿐만 아니라, 혈전과 같이 우리 몸의 건강을 해치는 성분들도 제거한다. 또한 토마토에는 포화지방산이 포함되어 있지 않고, 염분도 매우 낮다. 이는 산화된 포화지방산이 콜레스테롤 수치를 증가시켜 동맥경화를 일으킬 위험이 낮아지고, 염분(나트륨)에 의한 고혈압 위험이 낮아진다는 뜻이다.

열량 역시 100g당 14칼로리로 상당히 낮은 편이다. 다른 과일이나 채소와 비교했을 때 녹말과 당분(포도당, 자당, 과당)의 함량 역시 낮다. 이는 토마토의 95%가 수분이고 모든 영양소가 나머지 5%에 포함되어 있기 때문이다. 이 때문에 토마토는 각종 성인병의 근원인 비만을 해결하는 데에도 매우 뛰어난 효과를 자랑한다.

이처럼 토마토에는 건강을 위한 물질들이 모두 들어 있다고 해도 과언이 아니다. 건강해지고 싶은 사람이라면 약이나 병원 등을 찾기 이전에 토마토를 매일 섭취하는 일부터 시작하기 바란다.

Tip Box 혈당부하

당뇨병 환자들은 혈당 혹은 혈당부하에 매우 민감하다. 혈당은 혈액 속의 당 수치이고, 혈당부하란 당분이 혈액 속에 흡수되는 속도를 가리킨다. 콜라와 같은 음료는 당분의 절대적 양이 많을 뿐만 아니라 혈당부하가 높아서 마시면 바로 혈당 수치가 높아진다.

사실 우리가 주식으로 먹는 쌀, 밀 같은 곡물뿐만 아니라 채소, 과일에도 탄수화물(당분)은 들어 있다. 탄수화물은 몸속으로 흡수되어 포도당으로 변하는데, 이 포도당이 혈액 속에 흡수되어 세포로 공급되어진다. 앞에서 활성산소를 설명하며 언급했듯이 세포에 공급된 당분은 에너지를 얻는 데 이용된다. 문제는 혈액 속의 당분(혈당 수치)이 너무 많은 경우이다. 혈당 수치가 높을 경우 이를 소비하기 위해 우리 몸은 자율적으로 인슐린이라는 물질을 분비한다. 인슐린은 혈액 속 당분을 세포로 유도하여 에너지로 소비되도록 만든다.

하지만 이 과정이 반복될 경우 '인슐린 저항성'이 발생하여 인슐린에 대한 반응이 떨어지게 된다. 농약에 적응하는 해충처럼 '인슐린 저항성'이 생기면 더 많은 인슐린을 분비해야 한다. 인슐린이 분비되어 혈당이 떨어지게 되면 우리 몸은 다시 당분을 요구하게 되는 악순환이 반복된다. 이 과정에서 인슐린 기능에 문제가 생기는데, 그 대표적인 현상이 당뇨병이다.

이를 예방하기 위해서는 혈당부하가 낮은 콩, 견과류, 현미, 토마토 등의 음식과 식이섬유를 많이 먹는 편이 좋다.

chapter 04

토마토 VS. 관상동맥질환

관상동맥질환은 영국에서 사망률 1위의 질병이고 전 세계적으로도 주요 사망원인이다. 영국의 40~70세 사이의 성인 수는 약 1700만 명이다. 영국 보건부에 따르면 이 중 거의 10%에 이르는 140만 명의 사람들이 관상동맥질환을 앓고 있으며, 매년 11만 명이 이로 인해 사망한다고 한다. 이는 작은 도시의 인구에 해당하는 숫자이다.

2007년 7월 6일 자 〈Daily Mail〉에는 '20만 명이나 되는 사람들이 자신의 심장상태가 죽음을 불러올 수 있을 지경이라는 사실을 모르고 있다.'라는 제목의 기사가 1면에 실리기도 했다. 11만 명이라는 공식 수치가 20만 명으로 늘어난 것에 대해 과장이라고 생각하는가? 20만 명이라는 숫자는 겁을 주기 위해 임의로 설정한 수치가 아니다. 이는 영국 보건위원회의 최근 보고서를 따른 것이다.

관상동맥질환이 환자와 그 가족들에게 미치는 영향은 심각하다. 또한 국민건강보험이 감당해야 하는 비용 역시 상당하다. 물론 사람의 생명을 돈이나 수치로 전환할 수 없다. 하지만 이 돈과 수치는 결국 남은 사람들도 감당해야 하는 현실이 된다.

Tip Box　대한민국 사망률 1위 질환

대한민국의 사망률 1위 질환은 모두가 두려워하는 암이다. 암에 이어 2위와 3위는 관상동맥질환을 포함한 심혈관계 질환이 차지한다. 관상동맥질환과 뇌경색 등이 포함된 심혈관계 질환 사망자 수를 암 사망자 수와 합했을 경우 전체 사망자 수의 절반에 이른다. 특히 점차 서구화되고 있는 식단과 현대 사회의 스트레스, 운동부족 등을 생각하면 앞으로 심혈관계 질환은 더욱 늘어날 것으로 예상된다. 따라서 토마토, 콩 등 이를 예방할 수 있는 식습관과 생활습관을 길러야 한다.

따라서 만약 어떤 한 사람이 관상동맥질환을 피할 수 있다면 그것은 개인적으로도, 사회적으로도 가치 있는 일일 것이다. 그렇다면 30만 명이 관상동맥질환을 피할 수 있다면 어떨까?

이번 장에서 살펴보겠지만 많은 사람들이 적절한 식습관과 생활습관을 받아들이기만 한다면 이는 전혀 불가능한 것이 아니다. 이 습관에는 매주 규칙적으로 토마토 요리나 가공된 토마토를 섭취하는 것이 포함된다. 매일 꾸준히 토마토를 먹는 것만으로도 관상동맥질환의 위험을 크게 줄일 수 있다.

관상동맥질환이란 무엇인가?

관상동맥질환은 허혈성 심장질환으로도 알려져 있다. '허혈성' 이란 몸의 다른 부위나 장기에 혈액이 적절히 공급되지 못한다는 것을 뜻한다. 허혈성 심장질환의 경우 손상되는 장기는 심장이다. 좁아진 관상동맥 때문에 심장에 제대로 작동하는 데 필요한 산소와 영양소를 지닌 혈액을 충분히 공급받기가 힘들어진다. 관상동맥질환은 오랜 시간에 걸쳐 천천히 플라크나 지방괴(fatty streaks)가 쌓이면서 이것이 관상동맥의 내벽에 달라붙어 혈핵순환을 방해하기 때문에 발생한다. 이러한 상태가 바로 '죽상동맥경화증' 이다. 죽상판(atheroma)이라는 지방물질이 쌓여 굳어지는 것을 '동맥경화' 라고 부른다.

Tip Box 동맥경화(動脈硬化)

동맥경화(動脈硬化)는 말 그대로 동맥(動脈)이 딱딱하게 굳는 현상(硬化)을 말한다. 혈중 콜레스테롤이나 중성지방 등의 수치가 높아지면 혈관 벽에 그 찌꺼기가 쌓이게 된다. 콜레스테롤 등이 쌓이면 원래 유연하던 혈관이 점차 굳는다.

굳어진 혈관은 출혈을 일으키기 쉽고, 혈액이 콜레스테롤 등과 섞인 혈전(血栓)이 다시 혈관 벽에 쌓인다. 이렇게 되면 혈관은 점점 좁아질 수밖에 없고, 심장이나 뇌 같은 장기에 혈액이 원활히 공급되지 않는다(고속도로의 톨게이트를 떠올려 보자).

혈액은 영양소와 산소를 세포에 공급하고 세포로부터 노폐물을 수거해 가는데, 혈액순환이 막히면 영양소와 산소를 공급받지 못한 조직이 기능을 상실한다. 동맥경화가 심장에 혈액을 공급하는 관상동맥에서 발생할 경우 심장을 뛰게 하는 근육인 심근의 기능이 저하되고, 심장이 멈춰 생명이 위험해진다.

관상동맥질환이 많이 진행된 후기에는 환자들이 쉽게 증상을 알아차릴 수 있지만, 초기에는 그 증상을 발견하지가 쉽지 않다. 수십 년 동안 병이 천천히 진행되는 동안 점차적으로 동맥의 내부가 좁아진다. 이는 점차적으로 일어나는 과정이기 때문에 환자들은 그저 늙어가는 것이라고 여기곤 한다. 환자들이 주로 느끼는 증상은 기운이 없고 쉽게 피곤해지는 것이다.

관상동맥질환의 후기에는 이러한 플라크들이 떨어져나가 혈전(색전)을 형성하여 혈액의 흐름을 완전히 막을 수 있다. 이는 무서운 결과를 초래한다. 간혹 심근경색증이라고 불리는 갑작스러운 심장발작으로 죽음에 이르러서야 관상동맥질환에 걸린 것을 아는 경우도 있다.

이 같은 관상동맥질환의 위험을 높이는 요소들은 매우 많다. 고혈압, 고지혈증, 당뇨, 흡연, 부실한 식사 등이 그 원인이다. 그중에서도 특히 콜레스테롤이 포함된 동물성 지방의 섭취가 주요 원인으로 꼽힌다. 이는 동양에 비해 육류의 섭취 비율이 높은 서양에서 관상동맥질환이 더 큰 문제가 되고 있다는 사실에서도 잘 드러난다. 물론 유전이나 노화처럼 개인이 바꿀 수 없는 요인들도 있다.

관상동맥질환을 예방하고 적어도 그 속도를 늦추려는 노력은 가능한 일찍 시작하는 것이 좋다. 다행히도 관상동맥질환의 발병률을 1/3까지 줄일 수 있는 식이요법이 있다. 이 식이요법은 어렵지도 않고 다른 주요 만성질환의 위험도 감소시키기 때문에 모든 사람들에게 권장되고 있다. 바로 토마토 식이요법이다.

관상동맥질환의 예방

관상동맥질환은 미국에서도 사망률 1위의 질병으로 특히 갑작스러운 죽음을 불러오는 경우가 많다. 이 때문에 미국 공중위생국은 매사추세츠 프레이밍햄에서 장기적인 심장질환 연구를 진행하기로 결정했다. 이들이 프레이밍햄을 선택한 이유는 이곳이 비교적 인구 이동이 적은 지역이기 때문이다.

이 지역의 시민들은 그 지방을 떠나지 않으려는 경향이 있었다. 약 5,200명의 건강한 지역 주민들이 연구 대상자로 자원했다. 미국 국립심장센터는 보스턴 보건대학의 연구원들과 협력하여 이 연구를 진행했다. 유명한 1950년 프레이밍햄 심장연구(Framingham Heart Study)는 이렇게 시작되었다.

이 연구는 초기에 2,300명의 남성과 2,900명의 여성 자원자들로 시작했으며, 오랜 기간 동안 이들의 식단, 생활습관, 병력 등의 자료를 모았다. 2000년에는 마침내 연구 50주년(2007년 기준)이 되었는데, 초기 자원자들 중 779명이 아직까지 생존해 매년 정기 검진을 받고 있다.

프레이밍햄 심장연구는 두 번에 걸쳐 연장되었는데 첫 번째는 최초 자원자들의 후손으로 구성된 5,000명의 아이들을 연구대상에 포함시키는 것이었다. 이어서 그 다음 세대의 아이들까지 연구에 포함되었다.

이 연구를 통해 20세기 후반에 영양학자들은 식단과 건강 간의 상관관계에 대해 많은 것을 알 수 있게 되었다. 프레이밍햄 심장연구에서 수집된 식단에 관한 자료는 1984년부터 분석되기 시작하였다. 그리고 식단에 대한 분석은 지금도 계속되고 있다. 우리가 현재 관상동맥질환의 발달에 영향을 미치는 요인이 무엇인지 알고 있는 것은 상당 부분 프레이밍햄 심장연구 덕분이며, 지금도 이 연구를 통해 계속 정보를 얻고 있다. 프레이밍햄 영양연구소는 연구 50주년 기념으로 '주요 연구 성과와 그 성과가 심장질환 예방에 갖는 의미'라는 보고서를 내놓았다. 이 보고서에는 다음과 같이 쓰여 있다.

식사습관이 관상동맥질환에 어떤 영향력을 미치는지 잘 이해하고, 초기 증상들이 나타나지는 않는지 주의한다면 관상동맥질환을 예방할 수 있는 가능성이 높아진다.

－바바라 밀렌Barbara Millen(프레이밍햄 영양연구소장), P. A. 콰트로모니 Journal of Nutrition, Health & Ageing, Vol. 5, pp. 139~43, 2000

관상동맥질환은 어떻게 시작될까?

관상동맥질환을 예방하기 위해서는 우선 원인이 무엇인지 알아야 한다. 이와 관련해서 얼마 전까지는 혈중 콜레스테롤 수치와 관상동맥질환 간의 관계에 대한 연구가 주로 이루어졌다. 하지만 최근에는 '산화에 의한 죽종형성'이라는 이론이 대두하고 있다. 이는 산화적 스트레스가 질병을 유발한다는 뜻이다. 혈액 속에 녹아 있는 가용성 지방이 산화되면 이 지방은 굳어지고 플라크라는 층을 형성한다. 그리고 이것이 쌓여서 혈액의 흐름을 방해하는 것이다.

산화의 의미는 우리가 숨쉬는 공기의 주성분인 산소(酸素)와 결합한다는 의미이다. 철이 공기 중의 산소와 결합하여 녹스는 것도 산화작용의 하나이다. 우리 몸속의 세포에서 에너지를 얻기 위해 일어나는 연소과정도 넓은 의미로는 산화작용으로 볼 수 있다.

우리 몸의 세포는 일종의 발전소이다. 원료인 영양소를 받아 에너지로 변환시킨다. 자동차를 예로 들면 엔진의 실린더는 에너지를 얻는 세포의 역할을 한다. 가솔린과 산소를 모아 폭발시켜 에너지를 얻는다.

이는 자연스러운 현상이지만, 우리 몸이 감당할 수 없을 정도로 과도한 산화작용이 일어났을 때는 문제가 된다. 예를 들어 스트레스를 많이 받으면 체내에서 산화작용이 증가하여 활성산소가 많이 생겨난다(산화적 스트레스). 이 활성산소들은 세포를 공격하여 각종 질환과 염증 및 노화를 촉진시킨다.

산화는 활성산소가 혈액 속 지방분자 중에서도 취약한 부분을 공격할 때 이루어진다. 또한 산화는 어떤 분자에서 전자가 강제로 떨어져나가 그 분자가 불안정해지는 것이기도 하다. 2장에서 보았듯이 만약 DNA 분자에서 산화가 많이 일어나게 된다면 그 결과는 매우 좋지 않을 가능성이 높다.

우리가 흔히 콜레스테롤 수치라고 부르는 것은 혈액 속에 존재하는 지방분자 LDLs(저밀도 지방단백질, low density lipoproteins)의 양을 말한다. 지방단백질이란 우리가 어떤 음식을 소화하는 과정에서 혈류로 들어가는 것으로 지방과 단백질 분자가 하나로 결합한 것이다. LDLs는 본래 플라크를 형성하기 때문에, 관상동맥질환을 피하려면 LDLs를 함유하고 있는 음식의 섭취를 줄여야 한다. 1993년에 조셉 L. 위첨 *Joseph*

콜레스테롤에는 크게 두 종류가 있다. 하나는 LDLs로 건강에 해로운 콜레스테롤이다. 다른 하나는 HDLs(고밀도 지방단백질, high density lipoproteins)로 건강에 도움을 주는 콜레스테롤이다. 동맥경화와 같은 질병을 예방하기 위해서는 LDLs 수치는 떨어뜨리고, HDLs의 수치는 높여야 한다. 콜레스테롤이라고 하면 우리는 나쁜 이미지를 갖고 있는데, 이때의 콜레스테롤은 LDLs, 즉 '나쁜 콜레스테롤' 이다.

L. Witztum 박사는 LDLs의 산화가 일어나는 순서에 대한 그럴듯한 설명을 내놓았다. 그의 설명에 따르면 우선 여러 종류의 지방이 산화되고, 뒤이어 단백질이 산화된다는 것이다. 이러한 과정을 통해 관상동맥질환을 심화시키는 활성화 분자가 발생한다. 위첨 박사의 설명처럼 산화에 의한 죽종형성설이 맞는다면 병의 초기 단계에서 항산화물질을 보충해줌으로써 산화과정을 방지할 수 있다. 토마토는 훌륭한 항산화 식품으로 산화과정에서 나오는 활성산소를 줄임으로써 관상동맥질환의 진행을 지연하거나 예방할 수 있다.

플라크의 형성을 억제하거나 예방할 수 있을까?

만약 항산화물질로 LDLs의 산화를 억제할 수 있다면 플라크의 형성을 지연하거나 예방할 수도 있다. 플라크 형성이 진행되면 동맥 내벽이 두꺼워진다. 의사가 환자의 혈관 건강을 검사할 때 바로 동맥 내벽의 두께를 조사한다. 동맥 내벽이 두꺼우면 혈관이 좁아지고, 그에 따라

플라크 *plaque*는 프랑스어에서 나온 말로써 본래 벽에 거는 액자 등을 의미했다. 하지만 우리에게는 치아에 끼는 치태를 가리키는 말로 많이 사용되고 있다. 이 책에서의 플라크는 벽에 장식으로 액자를 거는 것처럼 혈관이나 치아에 끼는 침전물을 가리킨다. 혈관 벽에 플라크가 많이 쌓이면 혈관을 좁게 만들어 혈액순환을 방해하고, 동맥경화를 일으킬 위험이 커진다

동맥경화의 가능성이 높아지는 것이다. 만약 항산화물질이 LDLs의 산화를 억제한다면 내벽의 두께의 변화가 거의 없을 것이다. 이러한 가설은 핀란드의 과학자들에 의해 연구되었는데, 이들은 46~64세 사이의 남성 1,028명을 대상으로 이들의 동맥 내벽의 두께와 항산화물질인 리코펜의 혈중 수치 간의 관계를 조사했다.

예상한대로 내벽 두께의 증가는 LDLs 수치와 비례관계를 나타냈다. 반대로 리코펜 수치와는 반비례관계를 보였다. 이는 항산화물질이 실제로 LDLs의 산화를 억제한다는 증거로 해석될 수 있는 것이다.

핀란드 과학자들은 다음과 같이 결론지었다.

1. 혈중 리코펜 수치로 개인이 이전에 토마토를 얼마나 많이 섭취했는지 알 수 있다.
2. 토마토가 풍부한 식단은 플라크의 형성을 억제하거나 예방하여 질병을 예방하는 데 도움이 된다.

요약하면 관상동맥질환은 다음과 같은 순서로 발생한다.

1. 활성산소가 취약한 LDLs 분자를 산화시켜 플라크를 형성한다.

2. 플라크는 관상동맥 내벽에 쌓인다.

3. 플라크의 축적이 오랫동안 지속되면 동맥 내벽이 두꺼워진다.

4. 동맥이 빠르게 좁아진다.

5. 혈액순환이 원활하지 않아 심장근육은 산소와 영양소 결핍을 겪게 된다.

6. 플라크가 동맥벽에서 떨어져 나가 혈전을 형성한다.

7. 관상동맥질환은 심장발작이나 뇌졸중으로 이어진다.

산화설(酸化說)에 대한 다양한 증거

1989년에 세계보건기구는 심혈관질환 감시시스템(WHO MONICA)의 조사 보고서를 발행했다. 이 보고서에는 10여 년 동안 21개국에서 관상동맥질환의 원인을 조사하고 비교한 내용이 들어 있다. 산화설을 뒷받침해 주는 최초의 증거들 역시 이 보고서에 담겨 있다.

바로 관상동맥질환에 의한 사망률이 항산화물질인 비타민E의 혈중 함량과 관련이 있다는 내용이다. 비타민E는 잘 알려진 지용성 항산화물질로, 이 보고서에 따르면 체내 비타민의 수치가 높을수록 사망률이 낮았다. 이어서 비타민E나 베타-카로틴 등 항산화물질로 이루어진 보충제의 섭취가 심장질환 예방에 도움이 되는가에 관한 연구가 시작되었다. 하지만 그 결과는 다소 실망스러웠다.

WHO MONICA의 연구보다 더 이전에 진행된 연구에서는 토마토를 포함한 과일의 섭취가 많을수록 심장질환과 기타 만성질환의 발병률이 낮다는 결과가 나왔다.

과일에는 항산화물질이 풍부한데 그중에서도 카로티노이드가 풍부하다. 대표적인 카로티노이드로는 베타-카로틴, 루테인, 리코펜, 제아잔틴이 있다. 여러 종류의 항산화물질을 동시에 사용하면 더 좋은 효과를 얻을 수 있다는 연구 결과도 있다. 베타-카로틴과 비타민E가 필수적인 항산화물질인 것은 확실하지만 그 효과를 최대화하기 위해서는 과일과 채소에 함유되어 있는 다른 성분들의 도움을 받아야 하는 것으로 보인다. 아직 이러한 성분들이 무엇인가를 밝히는 것은 과제로 남아 있다.

Tip Box　보충제

콩에 들어 있는 이소플라본은 강력한 항산화물질이자 생리활성화물질이다. 하지만 호주에서는 콩의 이소플라본만 추출한 보충제에 대해 논란이 일어났다. 이 때문에 호주 암협회에서는 이소플라본 추출물이 종양을 촉진할 수 있기에 섭취를 자제하라고 권고하기도 했다. 이처럼 식품으로써 콩은 최고의 건강식품 중 하나이지만, 콩에서 특정 성분만 추출한 보충제는 쓸모가 없을 수도 있다.

토마토에 풍부한 리코펜, 비타민E와 같은 항산화물질도 단독으로 그 기능을 발휘하기 보다는 토마토의 다른 성분들과 합쳐졌을 때 효능이 커진다. 햇빛과 땅의 기운을 받고 자란 싱그러운 자연의 열매를 조그만 알약으로 대체하려는 인간의 욕망은 부질없는 일일 수도 있다.

비슷한 시기에 세계보건기구에서 시행한 연구에서 이에 대한 몇 가지 해답이 발견됐다. 이 연구 결과 북유럽과 남유럽 국가들 사이의 관상동맥질환 발병률에 차이가 있었다. 즉, 지중해식 식사를 하는 사람들은 심장발작이나 뇌졸중 발병률이 훨씬 낮았다. 이 차이는 지역에 따른 식습관의 차이 때문이었다. 남유럽의 사람들은 지중해식 식단으로 불리는 과일과 채소, 허브, 올리브오일을 많이 먹기 때문에 동맥경화 환자가 적다.

1994년에 미국에서 진행된 연구에서는 혈중 총 카로티노이드 수치가 같더라도 한 가지 종류의 카로티노이드만 있는 것보다 여러 종류가 있는 것이 더 효과적이라는 결과가 나왔다. 이 연구에는 혈중 콜레스테롤 수치가 높은 40~60세 사이의 남성 1만 9천 명이 참여했으며, 이들은 다양한 조합의 카로티노이드를 함유한 식단을 제공받았다. 그 결과 여러 종류의 카로티노이드를 섭취한 사람들에게서 관상동맥질환의 진행이 훨씬 지연된다는 것을 볼 수 있었다.

토마토와 리코펜에 대한 관심

토마토와 리코펜이 건강식품으로서 대중의 관심을 받게 된 것은 사실 그리 오래되지 않았다. 1995년 하버드 의과대학의 에드워드 지오바누치 *Edward Giovannucci* 박사가 진행한 연구에 따르면 토마토 섭취가 전립선암의 발병 위험을 낮춰준다고 한다(5장에서 더 자세히 살펴보겠다). 이 연구결과로 인해 리코펜은 암과 관상동맥질환의 억제제로써 조명을 받게 되었다.

1997년 유럽에서 유명한 EURAMIC(유럽 항산화물질, 심근경색, 유방암 연구, European Community Multicenter Study on Antioxidants, Myo-cardial Infarction, and Cancer of the Breast) 연구가 진행되었다. 유럽 10개국의 표본 집단을 선정해 면밀한 조사가 시행되었는데 그 결과가 지오바누치 박사의 연구 결과를 뒷받침하고 있다.

항산화물질인 카로티노이드는 물에는 녹지 않지만 기름(지방)에는 녹는 것으로 알려져 있다. 이를 지용성(脂溶性)이라고 한다. 기름에 녹는 카로티노이드의 특성 때문에 연구원들은 카로티노이드가 우리 몸속의 지방조직에 저장될 가능성이 높다고 생각했다.

따라서 카로티노이드가 몸속에서 어떻게 저장되는지를 알려면 지방조직에 대해 조사를 해야 한다. 이에 따라 연구원들은 갑작스런 심장발작을 경험한 환자들의 지방조직 샘플에 대한 생체검사를 실시했다. 그리고 그 결과를 건강한 사람들의 지방조직 샘플 속에 있는 항산화물질 알파-카로틴, 베타-카로틴, 리코펜, 비타민E 수치와 비교했다. 그 결과 지방조직 속의 리코펜 및 다른 항산화물질의 수치가 높은 사람일수록 갑작스러운 심장발작의 위험이 낮아진다는 결과가 나왔다.

이 연구 이후 미국과 캐나다, 유럽, 오스트레일리아 등 세계 각지에서 토마토의 리코펜이 관상동맥질환의 예방에 도움이 된다는 연구 결과가 쏟아져 나왔다.

영국 브리스톨 대학의 연구원들은 브리스톨과 이탈리아 나폴리 지방에 거주하는 젊고 건강한 사람들의 식단을 면밀히 비교했다. 연구원들은 식단이 혈액 속 항산화물질의 작용과 지방 산화에 미치는 영향을 조사했다. 이를 통해 나폴리 사람들의 관상동맥질환 발병률이 더 낮은 것은 이들의 식단에 포함된 강력한 항산화물질인 토마토와 올리브오일 덕분이라는 결론이 나왔다.

또한 스웨덴의 과학자들도 이웃인 리투아니아와 스웨덴을 비교했을 때 관상동맥질환에 의한 사망률에서 최고 4배나 차이가 난다는 것을 발견했다. 식습관 때문인지 생활습관 때문인지는 모르지만, 스웨덴에 비해 리투아니아 사람들의 관상동맥질환 사망률이 높았다. 과학자들은 이 조사를 바탕으로 연구를 진행하여 다음의 사실을 알아냈다.

1. 항산화물질인 베타-카로틴, 리코펜, 비타민E 혈중 농도는 리투아니아 비교 집단이 훨씬 낮다.
2. 리투아니아 비교 집단의 LDLs는 산화에 대한 저항력도 훨씬 낮아 사람들을 병에 걸리게 만들 가능성이 더 높다.

핀란드 연구원들은 중년 남성의 경우 혈중 리코펜 수치가 낮을 때 심장발작과 뇌졸중의 위험이 더 높다는 가설에 대한 연구를 진행했다. 그 결과 혈중 리코펜 수치가 낮은 남성은 수치가 높은 남성에 비해 관상동맥질환이 발병할 위험이 3배나 높은 것으로 나타났다. 핀란드 연구원들은 그들의 연구 결과가 다른 연구원들에 의해서도 확인된다면, '리코펜이 심혈관계 질환의 예방에 도움을 줄 수 있다.'라고 결론지었다.

오스트리아의 뇌졸중예방연구소는 리코펜과 비타민E의 혈중 수치가 평균보다 낮은 것이 모세혈관질환에 의한 대뇌 손상과 관련 있다는 것을 발견했다. 모세혈관질환에 의한 대뇌 손상은 뇌의 혈관에 쌓인 플라크가 혈액순환을 방해하여 발생한다. 플라크 때문에 뇌의 특정 부위로 공급되는 산소의 흐름이 막혀 일어나는 것으로, 이는 흔히 뇌졸중의 시작이 된다.

다른 소규모 연구에서도 다음과 같은 결과가 나왔다.

1. 건강한 성인이 2주 동안 리코펜이 결핍된 식사를 했을 때 이들의 혈중 리코펜 수치는 50%까지 떨어졌으며, LDLs의 산화는 25%까지 증가했다.

2. 건강한 성인남녀 19명을 두 집단으로 나눠 한 집단은 가공 토마토 식품을 1주일 동안 섭취하도록 하고, 다른 한 집단은 영양 보충제를 1주일 동안 섭취하도록 한 결과 이들의 혈중 리코펜 수치는 상당히 증가하였다. 반면 혈중 지방과 단백질, DNA의 산화는 매우 감소하였다.

3. 리코펜에 대한 실험결과 3가지를 알 수 있었다.

리코펜은 (a) 콜레스테롤 합성을 73%까지 감소시킨다. (b) LDLs의 분해를 34%까지 증가시킨다. (c) 혈중 콜레스테롤 제거를 40%까지 증가시킨다.

이것은 스타틴 *statins* 으로 알려진 고지혈증 치료제의 효과와 비슷한 수준이다. 연구원들에 따르면 리코펜도 스타틴처럼 간의 콜레스테롤 합성에 관여하는 HMG–CoA 환원효소의 작용을 억제함으로써 콜레스테롤 강하제의 역할을 한다고 한다. 연구원들은 또한 건강한 남성 6명에게 2주 동안 매일 60mg의 리코펜을 투여하는 실험을 했다. 2주가 끝나갈 즈음에 이들의 LDLs는 14% 감소했다. 이 연구를 검토한 한 독일 과학자에 따르면 이러한 결과는 심장발작의 위험을 30~40% 줄일 수 있다고 한다.

4. 유럽에서 진행된 한 연구에서는 2주 동안 매일 330ml의 토마토 주스를 섭취했을 때 LDLs의 산화가 18%까지 감소한 것을 관찰할 수 있었다.

Tip Box 뇌졸중

뇌졸중, 심근경색 등의 질병을 합쳐 심혈관계 질환이라고 부른다. 이 질환은 동맥경화에 의해 발생하는데, 그 부위가 뇌일 경우 뇌경색, 심장일 경우 심근경색이나 협심증이 된다. 뇌경색은 뇌로 이어지는 혈관이 막혀 원활하게 혈액이 공급되지 못하기 때문에 일어난다. 혈액을 통해 영양소와 산소가 뇌 조직에 공급되지 못하면 그 조직은 기능을 상실한다. 이때 그 조직이 원래의 기능을 되찾을 수 없는 경우를 뇌졸중이라고 부른다. 뇌졸중 환자들은 수평감각이 없어지고, 눈앞이 흐릿해지는 등의 전조현상이 일어나는데, 이는 그런 감각을 담당하는 뇌 조직의 기능이 저하되었기 때문이다.

로테르담에서 진행된 연구에서 과학자들은 5대 주요 항산화 카로티노이드(알파-카로틴, 베타-카로틴, 루테인, 리코펜, 제아잔틴)의 혈중 수치가 높으면 동맥 플라크 형성의 위험이 줄어들 거라는 가설을 연구했다. 하지만 결과는 5가지의 카로티노이드 중 리코펜만이 플라크 형성을 감소시켰다. 다른 항산화 카로티노이드는 플라크 수치에 거의 영향을 끼치지 못했다.

2003년에 미국의 과학자들은 7년 동안 직업여성 3만 8천 명의 건강에 대해 연구하면서 얻은 식단 자료를 분석하여 그 결과를 발표했다.

이 연구는 리코펜의 4대 공급원(생토마토, 토마토주스, 토마토소스, 토마토퓌레)의 영향을 평가하는 데 초점이 맞춰졌다. 결과는 놀라웠다. 일주일에 7회 이상 꾸준히 토마토 제품을 섭취한 여성은 일주일에 1회 정도 토마토 제품을 섭취하는 여성보다 심장질환의 위험이 30%나 낮은 것으로 나타났다. 일주일에 10회 이상 토마토 제품을 섭취한 사람의 경우 그 위험은 훨씬 더 낮았다. 결국 연구원들은 기름이 첨가된 토마토 제품의 섭취가 심혈관계의 건강에 도움이 된다는 결론을 내렸다.

이어서 3만 8천 명의 사람들 중 최근 4년 동안 관상동맥질환을 앓은 483명만을 추려내 연구를 진행했다. 이들의 혈중 리코펜 수치를 건강한 대조군과 비교했다. 그 결과 가장 높은 리코펜 수치를 보였던 여성은 관상동맥질환의 위험이 48%나 낮은 것으로 나타났다. 하지만 이는 '리코펜 수치가 높으면 관상동맥질환의 위험이 48% 감소한다.'는 이야기와는 다르다. 연구원들은 토마토와 리코펜에 대한 연구가 놀랍기는 하지만, 다른 요소들(리코펜 외의 다른 토마토 성분, 생활습관 등)의 영향도 무시할 수 없다고 강조했다.

의학서적 《Carotenaids and Retinaids: bilogical actions and human health, (Champaign, IL: ACOS Press, 2005)》에서 페트르 Petr 박사와 얼드먼 Erdman 박사는 리코펜과 토마토가 다양한 방식으로 관상동맥질환의 진행을 지연할 수 있다고 설명한다. 감염의 감소나 콜레스테롤 합성, 면역기능의 강화 등의 방법으로 말이다.

혈중 지방성분 조절하기

LDLs 지방 분자는 단가포화지방산, 다가포화지방산, 완전포화지방산 등이 포함된 음식을 섭취하면 발생할 수 있다.

반면 단일불포화지방산은 LDLs 지방 분자를 많이 만들어내지 않는다. 캘리포니아 대학의 연구에 따르면 단일불포화지방에서 나온 분자는 산화에 대한 저항력이 더 크다고 한다. 따라서 단일불포화지방 함량이 높고 고도불포화지방 함량의 낮은 식사를 하는 사람들이 관상동맥질환에 더 강하다고 한다. 올리브오일은 단일불포화지방산(올레인산)의 좋은 공급원으로 지중해식 식단의 일등 공신이다. 해바라기씨 오일은 리놀산 같은 고도불포화지방산의 좋은 공급원이다. 예루살렘 영양연구소 역시 두 종류의 지방을 함께 섭취하는 것이 건강한 식사라는 밝힌 바 있다.

Tip Box   포화지방, 불포화지방

'저지방' 이라는 표현이 많이 쓰이면서 우리는 지방을 건강에 해로운 것으로 생각한다. 하지만 지방은 탄수화물, 단백질과 더불어 3대 영양소로 꼽힌다. 건강에 있어서는 지방 자체의 양보다도 어떤 지방이냐가 더 중요하다. 예를 들어 생선에 많이 들어 있는 오메가-3 지방산은 항산화물질이자 건강에 도움을 주는 지방이다.

지방보다 상위의 개념에는 지질이 있다. 지질에는 지방, 인지질, 스테로이드 등이 포함된다. 이 중 지방은 다시 포화지방산과 불포화지방산으로 구분된다. 단순화시키면 포화지방산은 건강에 해롭고, 불포화지방산은 몸에 좋다. 포화지방산으로 육류에 많이 들어 있으며 LDLs와 중성지방의 수치를 높인다.

혈소판 가설 - 증거

20세기 후반 공중보건의 역사에서 가장 중요한 사건이 일어났다. 바로 관상동맥질환과 질 낮은 식사 간의 관계가 밝혀진 것이다. 특히 과일과 채소의 유익함이 부각되었으며, 전 세계적으로 건강을 유지하는 데 관여하는 화학물질과 그것이 작용하는 과정을 밝히려는 시도가 지속되었다.

과학자들은 항산화물질의 존재에 대해 알게 되었고 그것이 활성산소의 파괴적인 효과를 예방하거나 지연시키는 역할에 대해 알게 되었다. 하지만 '산화가설'에 대한 연구는 그저 과일과 채소에 긍정적인 건강증진 효과가 있다는 것을 알게 됨으로써 시작된 것은 아니었다. 또 다른 연구원들이 몇몇 과일의 과즙에서 혈전과 관련된 건강의 위험을 예방하거나 적어도 감소시킬 수 있는 성분을 발견했다.

19세기 중반 독일의 해부학자 막스 슐츠 *Max Schultze*(1825~74)는 고배율 현미경으로 인간의 혈액을 관찰하여 1865년 논문을 발표했다. 그는 혈액 속에 매우 미세한 원형의 물질이 수없이 많은 것을 보고는 놀랐다. 17년 후 이탈리아의 과학자 줄리오 비초제로 *Giulio Bizzozero*(1846~1901)는 슐츠의 작업을 이어받아 이 물질의 정체를 밝힌 첫 번째 논문을 발표했다. 이 물질이 바로 혈액의 응고에 중요한 역할을 하는 혈소판이다.

내출혈이든 외출혈이든 출혈이 발생하면 혈소판은 매우 활성화되고, 끈적끈적한 표면 덕분에 서로 엉기게 된다. 동시에 혈소판은 피브

리노겐 *fibrinogen*이라는 물질과 반응하여 작은 섬유를 형성한다. 이 섬유는 지혈을 목적으로 빠르게 그물과 같은 망을 형성하여 혈액 세포 덩어리의 유출을 막는다. 상처에 앉는 딱지는 상처의 표면에 말라붙은 혈액 덩어리이다. 혈소판의 크기는 1.5~3미크론(1,500~3,000나노미터)으로 눈으로는 확인할 수 없을 정도로 작다. 하지만 상처의 출혈이 멈추는 것은 혈액 속의 혈소판이 그물망을 치기 때문이다.

혈액의 응고가 지혈에 꼭 필요하기는 하지만 응고가 혈관 안에서 일어날 때는 매우 위험하다. 이것이 혈액을 흐름을 막아 우리 몸의 특정 부위에 산소와 영양소 공급이 부족해지기 때문이다. 그 결과는 치명적인 질환이나 죽음을 초래한다. 혈소판은 심장발작이나 뇌졸중 등 순환계 질환 유발에 아주 큰 역할을 하는 것이다.

게다가 플라크가 동맥 내벽에서 떨어져 나올 때 혈소판과 결합한다는 증거도 있다. 혈소판과 플라크가 서로 결합하면 더욱 효과적으로 동맥을 막을 수 있게 되어 끔찍한 결과를 불러온다. 심장발작에서 살아남은 사람들은 이후 발작 위험을 줄이기 위해 혈소판 억제제를 투여하기도 한다. 이는 혈관 내에서 혈소판이 플라크와 결합하거나 응고하는 것을 막기 위해서이다.

1968년, 아스피린에 혈소판을 억제하는 성분이 들어 있다는 사실이 처음으로 알려졌다. 이후 이에 대한 여러 실험이 이어졌다. 아스피린에 대한 31개의 실험을 요약한 보고서가 1988년에 발행되었는데 이 실험들에 참가한 환자 수만 2만 9천 명이 넘었다. 옥스퍼드에 있는 레드클리프 병원 약학부에서 작성한 이 보고서에서는 아스피린이나 항혈소판 치료제가 심장발작의 재발 위험을 30% 줄일 수 있다는 결론을 내렸다. 혈소판이 몸속에서 응고하여 혈전을 형성하지 못하도록 막음으로써 혈전과 관련된 질병을 갖고 있는 환자들에게 널리 도움이 될 수 있다는 사실을 발견했다. 하지만 아스피린이나 여러 항혈소판 치료제에서는 부작용도 발견되었다. 아스피린은 혈액을 응고시키는 혈소판의 기능을 감소시키기 때문에 출혈 시간이 길어지거나 위출혈이 일어났다. 이 때문에 더 안전하고 효과가 좋은 혈전 치료제 개발이 계속되고 있다.

Tip Box 혈전

혈전(血栓)을 사전적으로 풀어보면 혈액(血)이 빗장(栓)을 친다는 뜻이다. 콜레스테롤 수치가 높아지거나 기타의 이유로 딱딱해진 혈관에서는 출혈이 쉽게 일어난다. 출혈이 나면 혈액 속 혈소판이 응고를 하게 되는데, 이 응고된 덩어리가 혈관 벽에 달라붙거나 플라크와 결합하여 혈전이 된다. 교통사고가 나서 고속도로의 일부를 막으면 교통체증이 일어나듯이 혈관을 막는 혈전은 혈액순환을 방해한다. 이렇게 되면 심근경색이나 뇌졸중 등 동맥경화가 일어날 확률이 높아진다.

2001년 6월 1일, 영국 애버딘 로웨트 영양연구소의 아심 두타로이 *Assim Duttaroy* 교수와 그의 팀은 놀라운 실험결과를 발표했다. 두타로이 교수는 과일과 채소가 심장질환의 위험을 줄일 수 있다는 연구에 이어서, 과일 성분 중 항응고작용을 하는 것이 무엇인지 연구했다. 이를 위해 이들은 17가지 과일의 과즙을 분석했다. 어떤 과일은 항응고반응이 없었고 반응이 있는 과일 역시 그 효과가 강력하지는 않았다. 그런데 유일하게 매우 강력한 항응고효과를 보여주는 것이 발견됐다. 바로 토마토 과즙이었다. 연구팀은 토마토에서 여러 가지 혈소판 억제물질을 발견했다.

연구팀은 토마토 전체뿐만 아니라 과육과 씨 주변의 젤리에서 각각 즙을 추출했다. 그리고 세 가지 즙의 효능을 비교했다. 그 결과 씨 주변의 젤리에서 추출한 물질이 가장 효과적으로 혈소판의 응고를 늦추거나 막았다. 이는 토마토 씨 주변의 물질이 소화과정을 거치고도 화학적 형태를 잃지 않는다면 동맥경화 환자들에게 매우 효과적일 수 있다는 의미였다. 그리고 실제로 토마토 속의 이 물질은 소화과정의 영향을 받지 않았다.

로웨트 연구소의 연구팀에 따르면 토마토 씨 젤리 추출물은 아스피린과는 다른 방식으로 몸속에서 반응했다. 토마토 추출물은 출혈시간의 증가나 위출혈 등의 부작용 없이 몸 전체에 작용했다. 아직 이러한 작용을 하는 성분들이 무엇인지 정확히 밝혀지지는 않았지만, 수용성이고 아데노신을 포함하고 있다는 사실은 알려져 있다.

일본에서 진행된 연구에서는 으깬 토마토의 추출물이 혈전의 형성을 지연시킨다는 사실을 확인했다. 게다가 일본의 과학자들은 혈전에 더 효과가 좋은 토마토 품종이 있다는 사실과 품종에 관계없이 숙성되지 않은 토마토가 가장 효과가 좋다는 것을 발견했다.

로웨트 연구소는 노르웨이 과학자들과 협력하여 다음 연구를 진행했다. 이들은 토마토 씨앗 추출물을 자원자들에게 투여하는 실험을 했다. 90명의 사람들을 두 집단으로 나누고 각각 토마토 씨앗 추출물과 위약을 투여했다. 혈소판 응고를 유발하는 물질은 두 집단 모두에게 투여했다. 그리고 최종적으로 두 집단의 혈액 샘플을 채취해 응고 상태를 관찰했다.

실험군인 토마토 추출물 투여 집단의 혈소판 응고는 대조군인 위약 투여 집단에 비해 20% 가까이 감소한 것을 발견할 수 있었다. 게다가 첫 번째로 투여한지 3시간 만에 효과가 나타났다. 이 실험을 통해 토마토는 심장발작을 유발하는 동맥경화와 혈전을 개선시켜 심장 건강에 효과적이라는 사실이 증명된 것이다. 또한 니암 오케네디 *Niamh O' kennedy* 박사가 이끈 스코틀랜드와 노르웨이 연구팀이 인간을 대상으로 연구에서도 이와 유사한 결과가 나왔다.

이들의 연구는 2006년 9월 미국 임상영양학회지에 게재되었다. 또한 씨앗 젤리 추출물인 프루트플로우 *Fruitflow* 의 중요성이 인정되어 미국에서 특허를 받았다. 이 덕분에 특허를 소유하고 있는 프로벡시스 *Provexis* 사는 200억 달러나 되는 미국의 심장 건강 시장에 발을 들여놓을 수 있게 되었다. 프로벡시스 사는 유럽과 호주에서도 프루트플로우에 대한 특허를 받았으며 일본과 캐나다 등 여러 나라에서도 곧 특허를 받을 것으로 예상된다. 이 회사는 식물추출물을 기반으로 한 제품 개발과 생산에 주력하고 있으며, 최근에는 바나나와 브로콜리에 대한 연구를 진행하고 있다.

건강한 혈액 순환을 유지하는 것은 콜레스테롤 수치가 높거나 흡연을 하거나 과도한 음주를 하거나 비만인 사람에게는 매우 중요하다. 이모든 것이 혈소판을 끈적거리게 만드는 원인이 되고 더 나아가 응고로 이어지기 때문이다. 이 요소들은 모든 혈관 문제의 원인으로 지목되고 있다. 특히 평소와 달리 심한 스트레스를 받는 경우나 40세 이후에는 더 위험하다.

지금까지 살펴본 내용을 미루어볼 때 토마토에는 심장이나 혈관 관련 질병을 가진 사람들이 꼭 먹어야 하는 식품이다. 토마토에 들어 있는 여러 물질들이 심근경색과 같은 혈관 질환을 개선시키기 때문이다.

EU 리코카드 심장 프로젝트

전 세계의 영양학자들은 심장질환의 예방과 관련해서 토마토 섭취를 매우 중요하게 생각하고 있다. 이는 2006년 6월에 시작된 '리코카드 프로젝트(Lycocard Project : 리코카드는 리코펜 lycopene과 심장병 cadiac의 합성어이다.)'를 보면 알 수 있다. 이것은 5년 계획의 연구로 EU에 의해 520만 유로의 자금을 지원받아 진행되고 있다. 이 연구는 독일 제나 대학교 영양연구소의 볼커 봄 Volker Bohm 박사의 주도 아래 프랑스, 영국, 이탈리아, 스페인, 헝가리의 과학자들이 참가했다.

이 프로젝트의 초점은 토마토가 어떻게 심장을 보호하는지, 그 효과와 원리를 밝히는 데 초점이 맞춰졌다. 이 프로젝트의 웹사이트(www.lycocard.com)를 통해 현재 진행 중인 토마토와 심장에 대한 연구 결과가 소개되고 있다. 이 사이트는 의학자와 영양학자뿐만 아니라 환자모임과 일반 대중에게도 공개되어 있다. 봄 박사는 이 프로젝트가 모든 사람이 원하는 바를 이루어줄 거라고 낙관하고 있다. 사람들의 소원은 바로 맛있는 음식을 먹는 것으로 건강도 챙기는 것이다.

이 연구는 건강한 참가자들을 대상으로 이루어질 것이기 때문에 심장질환을 초기에 예방하는 지침을 만드는 데 도움이 될 것으로 보인다. 예를 들어 매일 5회 토마토뿐만 아니라 과일이나 채소가 포함된 식사를 하는 것이 지침의 한 예가 될 수 있다. 스트레스와 감염, 비만, 심장질환 사이에는 밀접한 관계가 있기 때문에 리코펜이 풍부한 토마토 제품이 풍부한 식사는 비만 환자들에게도 유용할 것이다.

리코카드 프로젝트에는 심장 건강과 리코펜의 관계를 밝혀내야 하는 과업을 맡고 있다. 그 관계가 밝혀지게 되면 토마토를 이용한 건강식품의 개발로 이어질 것이고 건강과 관련한 토마토 제품의 수요도 높아질 것이다. 리코카드 프로젝트의 과학자들은 이 연구가 전 세계 사람들의 건강증진을 돕고 의료비용의 감소를 가져올 것이라고 믿고 있다.

요약

여러 과학적 증거들이 등장하고 있기는 하지만 심장질병을 유발하는 원인이 산화인지 혈전 형성인지를 밝히는 일은 아직 해결해야 할 과제로 남아 있다. 하지만 건강한 생활습관과 과일 및 채소의 성분이 질병 예방 역할을 한다는 것은 이미 확실히 입증된 것이다. 토마토와 토마토 제품들은 다른 어떤 식품보다도 많이 다양한 항산화물질과 보호 성분들을 함유하고 있기 때문에 의심할 여지없이 우리가 선택해야 할 채소이다. 다행히도 토마토는 전 세계적으로 재배되는 작물이다. 세계어디서든 토마토를 구할 수 있으며 가격 역시 상대적으로 저렴하다.

chapter 05

토마토 vs. 전립선암

이번 장에서는 전립선암에 관해 다룰 것이다. 왜냐하면 전립선암은 관상동맥질환과 더불어, 토마토와 리코펜의 소비와 관련해서 오늘날까지 가장 집중적으로 연구된 질병이기 때문이다. 토마토는 다른 암에도 유익할 수 있다. 이에 대해서는 7장에서 살펴보도록 하겠다.

1981년, 수년간의 연구 끝에 2명의 영국 전염병 학자들은 과학적 증거와 직관이 담긴 일종의 예언과 같은 논문을 발표했다. 이들은 25년 안에 다른 과학자들이 항암성분을 지닌 식물추출물을 발견해 자신들의 주장을 뒷받침해줄 것이라고 예견했다.

레티노이드 그리고 어쩌면 카로티노이드에 항암효과가 있을지도 모른다는 연구결과가 계속 나오고 있다. 면역기능의 향상이나 산소유리기(singlet oxygen : 활성산소의 일종 – 옮긴이 주)와 활성산소의 억제를 통해 세포의 돌연변이를 막을 가능성이 있다. 현재 과학자들의 관심을 받고 있는 10여 가지 이상의 식품 중에서 몇 가지는 정말로 예방 물질로써의 기능을 하는 것으로 밝혀질 것으로 보인다.

−R. 페토Peto, R. 돌Doll, J. D. 버클리Buckley, A. B. 스폰Sporn Nature, Vol. 290, p. 201, 1981

전립선암은 전 세계적으로 지난 25년 동안 적어도 매년 3%씩 증가해왔다. 전부는 아니지만 어떤 경우에는 PSA(전립선 특이항원, prostate specific antigen) 혈액검사의 도입으로 훨씬 초기에 암의 존재를 감지할 수 있게 되었다. 전립선암은 60세 이후에 발병 위험이 급격히 증가하는 것으로 알려져 있다. 또한 45~49세 때보다 75~79세 때 발병률이 130배나 더 높다고 한다.

전립선암이란 무엇인가?

전립선은 호두정도의 크기로 방광과 성기의 뿌리 쪽에 위치해 있다. 소변이 이동하는 통로인 요도는 전립선의 가운데를 지나간다. 성기가 발기된 상태일 때는 요도를 통해 전립선에서 생산된 정액의 일부가 이동한다. 암은 보통 직장 근처인 전립선의 뒷부분에서 발병한다.

전립선의 세포가 통제할 수 없는 상태로 자라기 시작하면 작은 종양을 만들어내며 암이 발생한다. 종양 세포는 일반적인 세포보다 더 오래 생존하며 새로운 비정상 세포들을 계속 만들어낸다. 대부분의 경우 전립선암은 천천히 진행되어 수년씩 걸리기도 한다. 증상을 알아차릴 수 있을 정도로 진행될 때까지 10~20년 넘게 걸리는 경우도 있다. 덕분에 중간에 암의 진행을 멈추거나 늦출 수 있는 기회가 있는 것이다.

최근 몇 년 사이 전립선암의 치료법이 많이 발달하기는 했지만 사망률은 여전히 높다. 이 때문에 최근에는 예방 전략을 전면에 내세워 예방과 치료를 위한 영양 조절이 주가 되고 있다. 또한 전립선암 발병 위험을 증가시키는 요인들 중 인종이나 가족력처럼 바꿀 수 없는 것도 있지만 스트레스나 호르몬처럼 적당한 방법으로 위험을 상당히 줄일 수 있는 요인들도 있다.

이번 장을 통해 우리는 토마토의 섭취가 전립선암의 발병을 억제하고 예방하는 것을 도울 수 있다는 사실을 알게 되고 이해하게 될 것이다. 이 과정에서 우리는 몇 가지 획기적인 사실들에 대해서도 살펴보게 될 것이다.

전립선암을 예방하거나 억제할 수 있는가?

1978년에서 1982년 사이에 크고 작은 집단을 조사한 수많은 연구에서 채소를 많이 섭취한 사람이 채소를 적게 섭취한 사람보다 암 발병률이 낮다는 연구 결과가 쏟아져 나왔다.

이러한 연구 결과를 자세히 살펴보면 노란색과 녹색 채소가 더 효과가 좋다는 것을 알 수 있다. 당시 연구에서는 채소마다 효과의 차이가 나는 이유는 채소 속의 카로티노이드 구성과 관련이 있다고 설명하고 있다. 이러한 설명을 하게 된 것은 아마도 1983년에 옥스퍼드의 페토 박사와 동료들이 카로티노이드가 암의 예방에 도움이 된다는 결론을 담은 방대한 내용의 연구결과를 내놓았기 때문일 것이다.

1976년, 미국 보스턴 하버드 의과대학 암예방센터의 의학자들과 영양학자들은 식단과 암 사이의 연관성을 알아보기 위해 많은 연구를 진행했다. 그들의 첫 번째 연구에는 암에 걸리지 않은 66세 이상의 보스턴 주민 1만 3천 명이 참여했다. 참가자들은 41가지 식품에 대한 평균 섭취량을 기록했다. 그리고 참가자들은 거의 5년 동안 규칙적으로 검진을 받았다. 최종적으로 연구원들은 생존자들의 식단과 조사 기간 중 암으로 죽은 사람들의 식단을 비교했다. 죽은 사람들의 식단에는 딸기와 토마토의 비율이 낮은 것을 알 수 있었다. 이어진 연구에서 딸기의 암 예방 효과는 확인하는 데 실패했다. 하지만 앞에서 살펴보았듯이 토마토는 딸기와 전혀 다른 결과가 나왔다.

70년대 미국 볼티모어 존스 홉킨스대학의 과학자들은 방광암의 예방을 돕는 것으로 보이는 6가지 특정 영양소의 섭취와 방광암 발병 사이의 관계를 알아보기 위한 연구를 시작했다. 약 2만 6천 명의 사람들이 이 연구를 위해 자발적으로 혈액을 기증했다. 그 후 11년 동안 자원자들 가운데 35명에게서 방광암이 발병되었다. 1975년에 수집되어 안정성 유지를 위해 11년 동안 영하 70℃에서 보관되었던 이들의 혈액에 대한 조사와 분석이 시작되었다.

연구원들은 방광암이 발병한 사람들의 혈액 샘플과 암에 걸리지 않은 자원자들의 혈액을 비교했다. 분석결과 암이 발병한 자원자들의 혈액에서 6가지 영양소 중 2가지의 혈중 수치가 매우 낮은 것으로 나타났다. 바로 셀레늄과 리코펜이었다. (7장에서 살펴볼) 다른 연구에서는 방광암뿐만 아니라 다른 종류의 암을 가진 환자들의 경우에도 혈중 리코펜 수치가 낮은 것으로 나타났다.

이보다 일찍이 제7일안식일예수재림교인들이 진행한 조사에서는 교인들의 전립선암 발병률이 일반인에 비해 낮은 것으로 나타났다. 이 결과를 좀 더 자세히 살펴보기 위해서 1만 4천 명의 남성 교인들의 생활방식에 대한 조사가 이루어졌다. 여기에는 그들의 식단에 대한 정보도 포함됐다. 또한 6년 이상 이들에게 어떤 종류든 암이 발병하는지 여부가 관찰되었다. 조사팀은 이들의 식단에 있는 '알 수 없는 항암물질'이 예방효과를 톡톡히 하고 있는 것이라는 결론을 내렸다. 이들은 이 효과가 콩류의 섭취와 말린 과일 또는 토마토와 관련이 있다고 믿었다.

토마토의 섭취가 건강에 도움이 된다는 내용을 담고 있는 초기 연구가 이란 북부에서 이루어졌다. 이곳은 당시 식도암 발병률이 매우 높은 곳이었다. 이 연구의 결과는 놀라웠다. 매주 토마토를 섭취함으로써 암 발병 위험을 40%나 줄어든다는 결과가 나왔다.

1986년에 하버드에서 시작된 다른 연구에서도 9년 후 예상치 못한 극적인 결과가 나타났다. 의료계 종사자들을 추적 관찰한 이 연구(Health Professionals Follow-up Study, HPFS)에는 약 4만 8천 명의 사람들이 참가했다. 이들은 모두 건강 관련 직업을 갖고 있었으며 40~75

세였다. 또한 모두 심장질환이나 암을 갖고 있지 않았다. 정기적으로 이들이 섭취하는 식품에 대한 조사가 이루어졌다. 그리고 9년 동안 812명에게서 전립선암이 발병했다.

전립선암에 걸린 사람들과 그렇지 않은 참가자들의 46가지 식품(과일과 채소, 과일 채소 가공식품) 섭취에 대한 비교가 이루어졌다. 46가지 식품 중 4가지만이 전립선암의 위험을 상당히 낮출 수 있는 것으로 나타났다. 그것은 바로 토마토소스와 생토마토, 토마토 주스, 토마토 퓌레였다. 9년 동안 매주 10회 이상 토마토를 규칙적으로 섭취한 사람들은 일주일에 1회 또는 아예 먹지 않는 사람들보다 전립선암 발병률이 30%나 낮았다.

인간의 혈액과 조직에는 적어도 14종류의 카로티노이드가 존재한다. 이 중에서 가장 대표적인 것이 알파-카로틴과 베타-카로틴, 루테인, 크립토잔틴 그리고 리코펜이다. 하버드 과학자들은 식품 구성성분 참조표를 통해 남성 4만 8천 명의 식단에서 5대 카로티노이드가 차지하는 양을 계산할 수 있었다. 그 결과 5가지 중 오직 한 가지만이 전립선암 발병 위험을 확실히 낮추는 것으로 나타났다. 바로 숙성한 토마토 색을 결정하는 붉은 색소인 리코펜이었다. 서양인들의 식단에서는 토마토와 수박과 자몽이 리코펜의 주요 공급원이다. 물론 수박과 자몽에 들어 있는 리코펜은 토마토보다 적다.

놀랍게도 파스타의 토마토소스가 생토마토보다 더 효과적인 것으로 나타났다. 파스타 토마토소스는 보통 숙성한 토마토를 오일(주로 올리브 오일)과 섞어 가열하여 만든다. 하버드 연구팀은 토마토소스가 전립선암을 예방하는 역할을 한다는 것을 처음으로 밝혔다. 하버드 연구팀은 이탈리아나 그리스처럼 토마토를 많이 섭취하는 지중해 국가에서 전립선암에 의한 사망률이 훨씬 낮다는 사실에 주목했다.

신뢰도 높은 하버드의 토마토 연구(1995년에 발표)에 자극받은 미국과 캐나다, 영국, 유럽, 인도, 중국, 아시아, 러시아, 호주 등 세계 각지의 영양학자들이 이어서 여러 연구 결과를 쏟아내기 시작했다.

HPFS 연구보다 앞선 1982년에 시작되어 동시에 진행되고 있던 다른 장기연구도 있었다. 이 연구에는 암에 걸리지 않은 40~84세 사이의 미국의 남성 의사 2만 2천 명이 참여했다. 초기에 카로티노이드 함량 측정을 포함한 참가자들의 혈액검사가 이루어졌다. HPFS 연구와 마찬가지로 13년 후, 전립선암이 걸린 578명과 암에 걸리지 않은 1,294명의 대조군의 식단에 대한 비교 분석이 이루어졌다. 5가지의 카로티노이드 중 역시 리코펜만이 일관되게 전립선암의 발병 위험을 감소시켰다. 가열한 토마토 제품 특히 토마토소스를 자주 먹은 남성들의 전립선암 발병률이 현저히 낮았던 것이다

산화가 시작점인가?

항산화물질은 1989년에 '적은 양으로도 산화를 억제하거나 지연하는 물질'로 정의되었다. 따라서 세포나 조직의 산화에 의해 시작되거나 악화된 질병에 항산화물질을 투입하면 세포와 조직을 보호할 가능성이 있고, 이에 따라 병의 발병을 예방하거나 지연할 수 있는 것이다.

이러한 전제는 질병의 예방과 건강 유지에 항산화물질이 기여하는 방식의 핵심을 설명하고 있다. 활성산소는 세포막과 DNA에 산화에 의한 손상을 입혀 통제 불가능한 세포성장(암)을 유발할 수 있다. 그렇기 때문에 리코펜과 같은 강력한 항산화물질을 적당히 투입하면 이러한 활성산소를 발생과 동시에 억제할 수 있을지도 모른다.

캐나다 토론토 대학의 과학자들은 하버드 연구에 자극받아 섭취했을 때 리코펜이 쉽게 혈류로 흡수되도록 하는 식품형태가 무엇인가에 관한 연구를 시작했다. 이들은 토마토소스와 토마토퓌레, 토마토주스를 정기적으로 건강한 자원자들에게 제공했다. 그리고 매번 섭취 전과 후의 혈중 리코펜 수치를 측정했다. 세 경우 모두 혈중 리코펜 수치가 상당히 올라갔다. 뿐만 아니라 혈액의 항산화 기능과 혈액 DNA, 단백질과 지방에 대한 산화도 줄어들었다.

쌓여가는 증거

하버드 대학의 에드워드 지오바누치 교수와 오하이오의 스티브 클린턴 *Steve Clinton* 교수는 토마토 리코펜과 전립선암 예방 연구를 선도하는 인물이다. 이들은 1998년 논문에서 리코펜 또는 리코펜이 풍부한 가공식품이 우리가 아는 긍정적인 효과를 직접적으로 이끌어내는 것이 아닐 수도 있다는 의견을 제시했다. 이들은 리코펜과 토마토 제품이 우연히 실질적인 역할을 하는 물질과 함께 존재할 뿐인지도 모른다고 주장했다. 또한 리코펜이 직접적으로 작용하는 것이 아니라 우리 몸의 기능을 촉진할 뿐인지도 모른다고 했다. 실제로 유익한 역할을 하는 것은 우리 몸의 호르몬 상태나 면역기능이라는 것이다. 어쩌면 리코펜이 아닌 토마토의 다른 물질이 중요한 역할을 할지도 모른다.

이들은 리코펜이 전립선암 세포에 직접적인 영향을 미친다면, 전립선 조직에서 리코펜이 검출이 되어야 한다고 주장했다. 이들은 이 같은 주장을 확인하기 위해 전립선에 나타나는 카로티노이드의 농도와 패턴에 관한 연구를 진행했다. 그 결과 실제로 리코펜이 전립선 조직에 존재할 뿐만 아니라 혈중 농도보다도 더 높다는 것을 알 수 있었다.

1999년에 지오바누치 박사는 국제과학잡지에 게재된 토마토 리코펜과 전립선암 예방과 관련한 72건의 논문을 검토했다. 이 논문들에서 임상실험 대상으로 참가한 사람은 모두 72명이었다. 그는 72명 중 57명의 암 발병률이 낮아졌다는 것을 발견했다. 이 중에서도 35명은 통계적으로 리코펜과 암 발병률 간의 연관성을 극명히 보여주고 있었다. 토마토의 리코펜은 여러 암에 효과가 있었지만 그중에서도 전립선암, 폐암, 위암에 가장 큰 효과가 있는 것으로 나타났다.

72건의 논문 중에서 15건이 리코펜의 효과를 밝히는 데 실패했다. 이에 지오바누치는 그 실패요인들을 고민한 후, 2002년에 이 논문들에 대한 검토를 다시 시작했다. 그는 1995년 이전에 시작된 연구들은 토마토의 중요성을 알지 못했다는 것을 발견했다. 당시의 연구원들은 중요한 것을 놓친 것이다. 또한 토마토도 제품에 따라 리코펜 함량이 각기 다르다. 토마토소스의 효과가 가장 높은 반면, 생토마토와 토마토퓌레의 효과는 중간 정도이다. 그리고 토마토주스의 효과가 가장 작다. 이 이유는 6장에서 설명하도록 하겠다.

1999년 지오바누치 박사는 다음과 같이 썼다. '증거의 일관성을 토대로 볼 때 토마토 및 토마토 제품이 전립선암 발병 위험의 감소에 미치는 영향은 직접적이다.'

그리스의 전립선암으로 인한 사망률은 미국과 영국, 북유럽의 다른 국가들보다 훨씬 낮다. 이 같은 현상의 원인을 찾기 위해 그리스 과학자들은 전립선암 환자 320명의 식단을 대조군의 식단과 비교했다. 그 결과 암에 걸리지 않은 사람들의 토마토 소비가 훨씬 더 많은 것으로 나타났다.

뉴욕의 슬론케터링 연구소(Sloan-Kettering Institute)는 전 세계적으로 유명한 암 연구와 치료의 중심지이다. 이곳의 과학자들 역시 암 예방에 대한 토마토의 뚜렷한 역할을 기록한 보고서에 관심을 갖고, 이를 확인하기 위해 자신들만의 연구를 진행한다. 이들은 전립선암 환자들의 혈중 카로티노이드 수치를 암에 걸리지 않은 대조군의 수치와 비교했다. 이들 역시 리코펜과 다른 카로티노이드 수치가 건강한 대조군에게서 더 높게 나타나는 것을 발견했다. 그들은 이전의 연구들이 사실이라는 결론을 내렸고, 덧붙여 토마토의 다른 유사 카로티노이드들(루테인, 제아잔틴, 크립토잔틴, 비타민E) 역시 중요한 역할을 할 것이라고 생각했다. 그리고 이는 나중 연구에서 사실로 밝혀졌다.

토마토 리코펜과 암 예방을 연구했던 몇몇 의학자들과 영양학자들은 2000년 3월 헤인즈 *Heinz* 사의 주최로 개최된 세미나에서 자신들의 연구결과를 공유했다. 종양학자인 오마르 큐축 *Omer Kucuk* 박사는 전립선암 환자들을 대상으로 진행했던 자신의 초기 연구 중 하나를 발표했다. 그는 전립선 제거 수술을 받아야 했던 참가자들에게 수술 전 3주 동안 매일 리코펜 조제약을 투여했다. 그리고 이들의 전립선을 보충제를 섭취하지 않은 환자들의 것과 비교했다. 그 결과 리코펜을 투여한 환자들의 종양이 좀 더 작고 국부적인 것으로 나타났다. 또한 암의 성장이 감소하고 전립선 특이항원 지수가 18%까지 감소했다. 이 결과로 큐축 박사는 토마토 리코펜이 전립선암의 예방뿐만 아니라 통상적인 치료에도 사용할 수 있을지도 모른다고 생각했다. 후에 이러한 견해에 많은 연구원들이 동의하게 됐다.

큐축 박사는 현재 전립선암이 많이 악화된 환자들을 대상으로 대규모의 임상실험을 진행하고 있다. 필리스 보웬 Phyllis Bowen과 동료들에 의해 큐축 박사의 연구와 비슷한 수술 전 연구가 진행되었고 그 결과가 2000년 3월에 열린 심포지엄에서 소개되었다. 이들은 3주 동안 매일 전립선 제거 수술이 예정되어 있는 환자들에게 30mg의 리코펜이 함유되어 있는 토마토소스 보충제를 투여했다. 수술 후 혈액과 전립선 조직 검사결과 전립선 세포 DNA의 손상은 감소한 반면 리코펜 수치가 증가한 것으로 나타났다. 이러한 소규모 임상실험은 다음과 같이 믿는 과학자들의 의해 대규모 임상실험으로 이어졌다. '만약 대규모 시험에서 소규모 임상실험과 일치하는 결과를 얻는다면 현재 사용하는 전립선암 치료제에 리코펜을 추가하는 것이 좋을 것이다.'

미국건강재단의 존 와이즈버거 박사 John Weisburger는 다음의 세 가지 쟁점을 거론하며 심포지엄을 마무리했다.

1. 왜 지중해 지방 사람들은 심장질환과 암의 위험이 더 낮을까? 이들의 주요 식단인 올리브오일과 함께 요리되는 토마토 때문일까? 올리브오일에는 비타민E가 함유되어 있다.

2. 활성산소가 DNA를 공격하여 모든 종류의 암을 유발하는 돌연변이를 일으키는 것일까?

3. 현대 의학자들은 질병을 예방하는 물질도 치료제를 평가하는 데 사용되는 전형적인 임상실험을 통해 평가되기를 기대한다. 이러한 과정이 없다면 많은 의사들이 예방 물질을 받아들일 의향이 없는 것이다. 치료를 위한 연구와는 달리 질병의 예방을 위한 연구들은 장기적으로 이루어져야 하며 완벽한 건강을 가진 많은 수의 사람들을 포함해야 한다. 그렇다면 우리는 전형적인 임상실험의 요구사항이 질병 예방 물질의 평가에는 실용적이지 않다는 생각을 받아들일 수 있을까? 그리고 다른 방법을 찾아야 한다는 것을 받아들일 수 있을까?

마지막 견해는 클린턴 박사 연구팀의 지지를 받았다. 이들은 이러한 연구에 많은 비용이 들고 수십 년 이상 걸릴 수 있다고 생각했다. 대신에 이들은 다른 방법을 추천했다. 인구조사, 환자와 동물들의 대상으로 한 임상실험, 전립선암 세포에 대한 격리 실험을 함께 접목하면 더 짧은 시간 안에 최종적인 결론에 도달할 수 있을 거라고 제안했다.

필리스 보웬과 그녀의 연구팀은 2002년 중간보고서에서 '리코펜과 토마토의 다른 성분들은 몇몇 암의 예방에 실제로 유용한 생리활성물질이다.'라는 결론을 내렸다. 또한 이들은 2002년에 발표된 100건이 넘는 인간을 대상으로 한 연구를 거론하며, 이제 리코펜을 예방물질로서뿐만 아니라 상용 치료제의 추가 물질로서 철저히 검토해야 할 때라고 말했다.

우연히도 지오바누치와 클린턴 역시 같은 결론에 도달했다.

1. 리코펜은 이미 진행된 전립선암에 가장 효과적일지도 모른다.
2. 리코펜 외의 토마토 구성성분에도 효과가 있을지도 모른다.

지오바누치와 클린턴 박사는 전립선암뿐만 아니라 여러 암과 심장질환 같은 만성질병의 위험을 줄이기 위해 매일 1회 이상, 적어도 1주일에 5회 이상 토마토 제품을 섭취할 것을 권장한다.

2004년 7월 워싱턴 DC에서 개최된 '식품, 영양과 암(Food, Nutrition and Cancer)'에 관한 국제학술회의에서 12년째 이어지고 있는 HPFS 연구의 새로운 자료가 공개되었다. 토마토 제품의 규칙적인 섭취가 전립선암의 위험을 감소한다는 초기 결론을 다시 확인하는 내용이었다. 이에 덧붙여 1주일에 2회 토마토소스(가장 효과적인 형태)를 섭취하는 것만으로도 전립선암의 위험을 23% 줄일 수 있고, 암이 확산되는 위험을 36%까지 줄일 수 있다는 결과가 나왔다.

물론 토마토를 많이 섭취함에도 불구하고 전립선암이 발병한 사람들도 있다. 하지만 그 사람들은 암의 형태가 훨씬 덜 공격적이었고 생명의 위험도 덜했다. 실제로 2007년에 발표된 논문에서 지오바누치는 토마토를 섭취하면 전립선암이 공격적인 형태로 진행되는 것을 막거나 늦출 수 있다고 결론을 내렸다.

요약

식단과 생활습관의 변화는 전립선암의 진행을 막는 데 중요한 역할을 한다. 물론 이것들이 약물이나 수술, 화학치료, 방사선치료 등을 대신할 수는 없다. 하지만 토마토와 리코펜이 전립선암의 확산 위험을 감소시킬 뿐만 아니라 통상적인 치료의 효과를 향상시키고 재발률을 감소시킨다는 점은 주목할 만하다. 이는 같은 치료를 받아도 토마토를 꾸준히 섭취하면 더 큰 효과를 볼 수 있다는 뜻이기 때문이다. 또한 토마토는 전립선암이 공격적이고 치명적인 형태로 전환되는 것을 늦추거나 막는다는 증거들도 나오고 있다.

전 뉴욕 시장이자, 9.11 사태의 영웅이며, 2008년 대통령 입후보자인 루디 줄리아니 *Rudy Giuliani*도 전립선암을 선고받은 이후에 리코펜이 풍부한 토마토를 많이 섭취하고 있다고 밝힌 바 있다.

내가 이 책에서 제시하고 있는 증거들은 방대한 규모의 연구와 조사에 의해 도출된 결론들을 반영하고 있다. 하지만 공정성을 위해 토마토와 전립선암 예방 간의 강한 연관성 혹은 연관성 자체를 찾는 데 실패한 몇몇 연구도 있음을 밝혀둔다. 매우 최근에 발표된 유럽 8개국의 13만 7천 명의 남성이 참가한 역학연구를 보자. 이 연구에서 리코펜이 특정 질병을 예방한다는 증거는 부족하지만, 혈중 리코펜 수치가 높은 남성들의 경우 이미 진행된 질병이 확산되는 것을 막는다는 증거가 나왔다.

이처럼 서로 다른 결과가 도출되기도 하는 것이 생물학, 특히 의학 분야의 연구가 갖는 특징이다!

덧붙임

2007년 11월, 식품과 모든 암의 발병률 간의 관계를 가장 종합적이고, 독립적이며, 전문적으로 분석한 보고서가 세계암연구기금과 미국 암연구소에 의해 발행되었다. '식품, 영양, 육체활동과 암의 예방 (Food, Nutrition, Physical Activity, and the Prevention of cancer)' 이라는 제목의 이 보고서는 전 세계 100명의 일류 의학자와 영양학자들이 참여해 3년 이상 7,000개가 넘는 논문을 면밀히 검토한 결과를 담고 있다.

다음은 그중에서도 전립선암에 관한 부분이다.

토마토 리코펜 관련된 42건의 연구를 살펴보면 규칙적으로 리코펜이나 토마토소스를 섭취한 사람들의 경우 전립선암의 발병률이 상당히 감소한다는 것을 통계적으로 확인할 수 있었다. 또한 리코펜이 가장 잘 흡수되는 형태는 토마토를 조리하여 퓌레형태로 만든 것이다.

보고서들은 토마토 리코펜이 이미 진행된 암에 대해 많은 도움을 줄 수 있다고 강조한다. 리코펜은 가장 강력한 카로티노이드 항산화물질로 항증식효과를 가지고 있어 혈중 LDL 콜레스테롤을 감소시키고, 면역기능을 증강하며, 감염을 줄인다.

chapter 06

토마토, 어떻게 먹어야 할까?

토마토 속에는 건강을 증진시키는 많은 성분들이 들어 있다. 하지만 그 성분들이 역할을 잘 하기 위해서는 우선 몸에 잘 흡수되어야 하며, 흡수된 성분들이 취약한 조직에 분배되어야 한다. 그래야 장기들을 보호할 수 있는 것이다. 이번 장에서는 어떻게 리코펜을 먹는 것이 가장 효과적인지 그 흡수와 분배에 영향을 미치는 요소들에 대해 다루도록 하겠다.

토마토는 매우 다양한 형태로 이용 가능하다. 자연 그대로 먹어도 되고 통조림 제품, 소스, 햇볕에 말린 것, 가루, 퓌레, 주스, 수프, 살사, 피자 토핑, 케첩 등으로 활용 가능하다. 이 모든 형태에 리코펜이 함유되어 있지만 함유되어 있는 농도는 모두 다르다.

1995년에 지오바누치와 하버드 연구팀은 HPFS 연구에 참가했던 4

만 7천 명의 남성 의료종사자에 대한 조사 결과를 발표했다. 이들은 토마토소스와 케첩이 생토마토나 토마토주스보다 리코펜 함량이 훨씬 높다는 것을 발견했다. 아마도 조리와 농축과정에서 리코펜 농도가 높아졌을 것이다. 지중해 식단에 대한 실험에서도 토마토를 올리브오일과 함께 조리함으로써 효능이 향상된다는 결과가 나온 바 있다.

유익한 카로티노이드(루테인, 베타-카로틴 등)가 단백질 기반으로 존재하는 것으로 밝혀졌다. 토마토를 가열함으로써 이러한 기반이 깨지고 이에 따라 물에는 녹지 않지만 기름에는 잘 녹는 카로티노이드가 방출되는 것이다. 따라서 올리브오일과 함께 토마토를 조리하면 카로티노이드의 체내 흡수를 촉진할 수 있다.

이탈리아에서 행한 연구에 따르면 리코펜의 흡수는 토마토소스, 페이스트 또는 토마토 함유수지 캡슐(8장 참고)의 형태로 섭취할 때 생토마토보다 세 배나 더 좋다고 한다. 이 연구는 또한 매일 규칙적으로 토마토를 섭취하면(6~8mg정도의 리코펜), 세포 DNA가 산화에 의해 손상될 확률이 줄어든다는 사실을 밝혀냈다.

리코펜의 흡수는 적당한 식용기름(올리브오일, 해바라기씨오일, 유채씨오일 등)과 함께 가열조리 될 때 향상된다. 예를 들어 호주의 한 연구에서는 잘게 썰어 가열한 토마토의 섭취 형태에 따른 혈중 리코펜 농도를 조사했다. 첫 번째 형태는 약간의 올리브오일을 첨가한 것이었고, 두 번째 형태는 오일을 전혀 첨가하지 않은 것이었다. 그 결과 첫 번째 경우에 혈중 리코펜 농도가 훨씬 높은 것으로 나타났다.

리코펜의 흡수에 있어서 지방의 역할은 매우 중요하다. 리코펜은 지용성, 즉 지방(기름)에 녹는 성질을 갖고 있기 때문이다. 올리브유와 같은 지방과 함께 토마토를 먹을 때, 토마토 속의 리코펜은 지방에 녹아서 몸에 쉽게 흡수된다. 하지만 이 경우도 리코펜의 손실이 아예 없다고 할 수는 없다. 지방 자체가 우리 몸에 흡수되는 것은 아니기 때문이다. 항산화물질을 지닌 합성 지방은 위장을 거쳐 몸 밖으로 배출되고, 이때 리코펜의 30%를 잃게 된다. 그럼에도 가열하여 살짝 익힌 토마토에 소량의 올리브오일을 넣어 먹는 편이 건강을 위해서는 가장 바람직한 방법이다.

혈중 리코펜의 양은 식단의 구성과도 관련이 깊다. 예를 들어 섬유질 함량이 높은 식품과 토마토를 함께 먹으면 섬유질이 리코펜 분자를 흡수한다. 따라서 리코펜을 더 쉽게 흡수할 수 있다. 하지만 이 경우에도 합성 지방의 경우처럼 리코펜 손실이 일어난다.

이런 손실에도 불구하고 익힌 토마토를 으깨서, 올리브유와 섬유질 음식과 먹으면 리코펜의 흡수율이 9배 이상 증가한다.

⊛ 토마토 100g당 리코펜의 함량(mg)

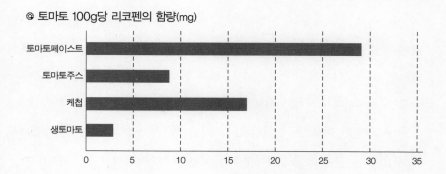

안정성

리코펜은 생토마토 상태에서 세포 사이에 묶여 있기 때문에 안정적이다. 또한 토마토를 가열해 리코펜이 세포 사이에서 벗어났을 때도 안정적이다. 하지만 순수하게 리코펜만을 추출했을 경우 불안정하여 빛과 산소에 의해 쉽게 분해된다. 그래서 리코펜 가공업자들은 질소 충전 포장하여 어두운 곳에서 보관한다.

리코펜과 기타 카로티노이드의 흡수는 어떻게 일어날까?

리코펜의 흡수는 위에서 시작된다. 카로티노이드를 품고 있는 오일 입자는 정상적인 소화과정을 거쳐 소장으로 이동하고 소장의 내벽을 지나 혈액 속으로 들어간다. 그 후 리코펜은 주요 저장고인 간으로 이동한다. 그리고 지단백질 복합체(lipoprotein complex)에 포함되어 각 조직으로 이동한다.

카로티노이드는 몸에 흡수된 후 온몸에 균등하게 분배되지 않고 한곳에 집중적으로 몰리게 된다. 이것은 특정 카로티노이드가 특정 조직에서만 효과를 나타내기 때문이다. 예를 들어 루테인과 제아잔틴은 망막황반(이미지를 형성하기 위해 빛이 지나가야 하는 망막의 작은 지점─옮긴이 주)으로만 이동한다. 이들은 망막황반에 손상을 입히는 활성산소를 제거하고, 해로운 빛(단파광)을 흡수해서 산화로 인한 망막 손상을 막아준다.

'당근이 어두운 곳에서도 볼 수 있게 도와준다.' 는 영국 속담은 야맹증에 관한 내용이다. 야맹증이란 어두운 곳에서 사물이 안 보이는 질환이다. 이렇게 말하면 "어두운 곳에서 보이는 것이 더 이상하죠?" 라고 말할지도 모르겠다. 하지만 어둠에 적응한 사람은 주변 사물의 윤곽이 흐릿하게나마 보인다. 하지만 야맹증 환자의 경우 눈이 어둠에 적응을 한 이후에도 사물이 보이지 않는다. 이는 비타민A의 부족 때문에 생기는데, 당근에는 비타민A가 풍부해서 야맹증 치료에 효과가 있다. 즉, 이 속담은 '당근의 비타민A가 야맹증을 고친다.' 는 뜻이다.

간 이외에 가장 높은 리코펜 수치를 보이는 곳은 혈액과 폐, 부신, 고환, 전립선이며, 낮은 수치를 보이는 곳은 췌장, 결장, 신장, 유방, 피부, 모유, 자궁 경부, 난소, 비장이다.

토마토와 리코펜의 안전성

미국 식약청 식품안전 및 응용영양센터의 파울라 트럼보 *Paula Trumbo* 박사는 장기간 동안 리코펜의 안전성에 대해 연구했다. 연구 결과 리코펜에는 어떠한 심각한 부작용도 없는 것으로 나타났다. 또한 리코펜이 임신 중인 산모나 태아에게 해롭다는 어떠한 증거도 발견되지 않았다. 그녀는 다음과 같은 결론을 내렸다. "하루 체중 1kg당 3g에 해당하는 리코펜을 섭취한 경우에도 어떠한 부작용도 관찰되지 않았다." 이는 성인에게 권장하는 리코펜 섭취량의 100~1000배에 달하는 양이다.

에버슨과 맥퀸 박사 또한 리코펜의 안전성에 대해 검토하고 리코펜에는 부작용이나 주의사항, 금기사항이 전혀 발견되지 않고 있다고 밝혔다. 이들은 리코펜이나 리코펜을 함유한 식품이 전립선암 예방과 보충요법으로 안전하다고 결론을 내렸다. 맥클라렌 박사는 '사이트 앤 라이프(Sight and life : 네덜란드의 의료회사가 설립한 건강의료관련 자선단체 –옮긴이 주)'의 회보에 다음과 같이 기고했다. '리코펜 과다섭취가 건강에 해롭다는 증거는 전혀 없다.'

리코펜은 자체적인 안전장치를 가지고 있는 것으로 보인다. 복용량이나 복용기간에 상관없이 혈중 리코펜 수치는 일정하다. 건강에 효과적인 일정수준 이상을 결코 넘어가지 않는다. 따라서 토마토를 많이 먹으면 혹시 부작용이 있지 않을까라는 걱정은 할 필요가 없다. 리코펜의 흡수에 관한 실험을 보면 하루에 75mg이나 투여한 경우에도 최고 수치에 도달하지조차 못했다. 흡수된 리코펜 중 우리 몸이 필요로 하는 것 이상은 몸 밖으로 배출되는 것으로 보인다.

토마토와 산성도

오랫동안 토마토는 혈액과 조직의 산성도를 높이는 것으로 여겨져 왔다. 이 때문에 통풍과 관절염을 앓는 사람들에게 토마토를 먹지 말라고 권장했다. 하지만 최근 영양화학 분야의 연구가 진행되면서 이러한 생각은 근본적으로 뒤집혔다. 오히려 현재 토마토는 몸속에 산이 많아서 생기는 질병에 대한 자연 치료제로 여겨진다.

왜 토마토와 리코펜이 암에 효과가 있을까?

2000년 '화이트 북 *White Book*'의 저자들은 다음과 같은 결론을 내렸다. '산화에 의한 DNA 손상은 DNA의 돌연변이를 일으키고 그 결과 암을 유발한다.'

그 이전에도 선견지명을 가진 사람들이 있었다. 옥스퍼드 그룹(런던에 있는 과학자 모임 – 옮긴이 주)의 일원인 페토와 돌, 버클리, 스폰 박사는 1981년에 발행된 종합보고서에 다음과 같이 기록하고 있다.

레티노이드와 카로티노이드가 항암물질일지도 모른다는 증거가 쌓여가고 있다. 카로티노이드가 특정 조직의 면역기능을 강화시키거나, 일중항 활성산소(정상적인 신진대사 과정에서 발생하는 고도로 활성화된 분자 – 옮긴이 주)를 제거함으로써 이러한 역할을 할지도 모른다. 현재 우리가 관심을 갖고 있는 10여 가지의 식품 구성성분 중에 실제로 예방기능을 하는 물질이 몇 가지 발견될지도 모른다.

위에서 언급된 일중항 활성산소는 반응이 매우 활발한 고에너지 산소 파편으로 매일 일어나는 신진대사 과정에서 생산된다. 이것은 DNA와 혈중 지방을 공격하고 손상시킬 수 있다. 반면 리코펜은 이를 방해해 활성산소를 중화시킬 수 있다. 해가 되지 않도록 무장해제 하는 것이다.

영국 노리치 *Norwich* 식품연구소의 시안 애슬리 *Sian Astley*는 DNA와 관련된 리코펜의 반응을 연구한 논문을 60건 이상 발표했다. 이러한 논문들을 통해 그녀는 혈중 리코펜 수치가 DNA의 손상 감소, 조직의 회복 증가를 돕는다는 결론을 내렸다. 일리노이 대학의 필리스 보웬 박사 연구팀은 오랫동안 리코펜이 암의 발병에 미치는 영향을 연구해왔다. 그리고 항암물질로서의 리코펜의 가능성을 몇 가지 발견했다. 예를 들어 리코펜은 전립선암 성장을 촉진하는 것으로 알려진 호르몬(IGF-1)의 농도를 낮춘다. 또한 항염증작용도 한다.

리코펜이 여러 해로운 활성산소에 의한 DNA 손상을 막는다는 것은 리코펜에 항암작용이 있음을 나타낸다. 뿐만 아니라 여러 동물 연구와 인간 연구, 세포 연구를 통해 리코펜은 다양한 부분에서 건강에 도움을 준다는 것이 밝혀졌다. 이 같은 작용들은 상호보완적으로 이루어지는 것으로 보이는데 다음의 작용들이 바로 그것이다.

1. IGF-1 억제

IGF-1은 간에서 생산되는 인슐린과 비슷한 성장인자로서, 전립선암과 유방암의 성장과 확산을 촉진한다고 알려져 있다. 세 가지 서로 다른 연구에서 모두 리코펜이 IGF-1의 과도한 생산을 억제할지도 모른다는 결론이 나왔다.

종양학자 큐축은 수술을 기다리는 전립선암 환자를 대상으로 리코펜의 효능을 연구했다. 그 연구에서 리코펜 보충제를 투여받은 환자들은 보충제를 투여하지 않은 대조군과 비교했을 때, 혈중 IGF-1 수치가 29% 감소되었다.

2000년 영국의학저널의 사설에서도 IGF-1 수치가 높으면 보통 세포를 암 세포로 변하게 만들 가능성이 높아진다고 쓰여 있다. IGF-1이 직접적으로 암 세포를 만들지 않더라도 적어도 우리 몸의 자체적 항암 작용을 방해할지도 모른다.

2. 세포 간 의사소통

또 다른 작용은 리코펜이 세포 간 '간극연접 의사소통(gap junction communication)'을 강화한다는 증거에 기반하고 있는 것이다. 간극연접이란 이웃 세포와 연결되어 의사소통을 가능하게 하는 수분으로 채워진 통로이다. 쉽게 말해서 이 통로를 통해 세포 간에 비타민, 호르몬, 아미노산 등을 교류한다. 이러한 의사소통은 모든 세포 성장과 사멸 과정 또는 암세포의 죽음을 통제한다. 의학계에서는 세포 간의 접촉이 증가하면 암이 악성으로 진행되는 것을 막을 수 있다고 추정하고 있다.

3. 콜레스테롤 감소

높은 혈중 콜레스테롤 농도가 직접적으로 전립선암을 유발하지는 않을 수도 있다. 하지만 종양이 항암작용에 저항할 수 있게 도움으로써 전립선암의 성장을 가속화한다는 사실은 밝혀졌다. 리코펜은 전립선암에 영향을 끼치는 콜레스테롤 수치를 낮춘다. 한 실험에서 리코펜은 콜레스테롤의 합성에 필수적인 효소를 억제하는 것으로 밝혀졌다. 또 다른 소규모 임상실험에서도 리코펜은 콜레스테롤 강하제인 스타틴 약물을 복용할 때와 비슷한 콜레스테롤 감소 효과가 있다는 증거가 나왔다. 물론 스타틴과는 달리 리코펜에는 부작용이 전혀 없었다.

토마토의 영양학적 효능에 대해 많은 연구가 진행되고 있다. 하지만 많은 경우 가설 증명 단계인 것도 사실이다. 아직까지는 좀 더 확정적인 증거가 필요하지만, 토마토가 암을 비롯한 여러 질환에 좋다는 것 또한 사실이다.

결론

리코펜은 전립선 상피세포의 세포분열 속도를 감소시킨다. 이를 통해 DNA의 손상을 줄이고, 산화적 스트레스에 대한 저항력을 높일 수 있다.

– 화이트 북 *White Book* 의 요약문 중에서 발췌

일리노이 대학의 키이스 블록 *Keith Block* 은 최근 논문에서 토마토와 종양에 대한 내용을 발표했다. 전립선암과 같은 종양에 대해 화학 치료를 받고 있는 환자들에게 토마토에 들어 있는 항산화물질을 섭취하게 하자 화학 치료의 효과가 좋아지고, 생존율이 향상되었다고 한다.

chapter 07

토마토 VS. 그 외의 심각한 질병

모든 종류의 질병이나 장애, 건강상태 등이 활성산소에 의한 손상과 관련이 있다고 알려져 있다. 보통 활성산소에 의한 손상은 나이와 비례한다. 나이가 들수록 건강이 나빠질 가능성이 더 높아지는 것이다.

이 때문에 매우 다양한 질병에 영향을 미치는 토마토의 예방기능에 대한 연구가 진행되어 왔다. 현재로써는 그저 흥미롭다고 할 수 있는 증거들뿐이지만 그렇다고 비관적인 것은 아니다. 확정적인 결론이 도출될 때까지 더 많은 연구가 필요한 것이다. 그러한 날이 오기 전까지 일단 독자들에게 미래가 약속하고 있는 것이 무엇인지 개략적으로 소개하고자 한다.

임신중독증

임신중독증은 임신 도중에 발생하는 생명을 위협하는 상태를 말한다. 이 병의 주요 증상은 고혈압, 수액정체, 단백뇨이다. 보통 체중이 과다하게 증가하면서 찾아오는 경우가 많기 때문에 임산부는 체중에 신경을 써야 한다.

토마토의 리코펜은 임신중독증의 위험을 줄여준다. 한 연구에서 251명의 임산부로 구성된 실험군을 두 집단으로 나눠, 한 집단에게는 매일 2mg의 리코펜을 투여했고, 다른 집단에게는 위약을 투여했다. 임신 기간 동안 첫 번째 집단의 임신중독증 발병률은 8.6%인 반면, 두 번째 집단의 발병률은 17.7%였다. 임신중독증의 초기 증상인 자궁성장지연이 리코펜을 투여한 집단에서는 12%가 발생하였고, 위약을 투여한 집단에서는 23.7%가 발생하였다. 연구원들은 더 많은 연구가 필요하지만 리코펜 보충제가 임신중독증에 효과가 있는 것으로 보인다는 결론을 내렸다. 최근에는 6천 명의 여성이 참여한 연구를 통해 7건의 논문이 발표되었다. 이 논문은 '토마토뿐만 아니라 항산화 보충제를 먹으면 임신중독증의 위험을 줄일 수 있다.' 라고 결론을 내렸다.

안과 질환

나이가 들면 황반변성(AMD)이라는 시력저하 질환을 겪을 수 있다. 황반은 망막의 안쪽에 위치하며 여러 시세포가 모여 있고, 물체의 상이

맺히는 곳이다. 이 황반에 변화(변성)가 생기면 시력이 저하되는데, 이를 황반변성이라고 한다. 현재 전 세계적으로 3천 만 명의 사람들이 이병으로 고통 받고 있다.

마레시 *Mares*와 뮐러 *Moeller* 박사는 식단이 AMD의 발병과 관련이 있는지를 알아보기 위해 많은 논문들을 검토했다. AMD는 서구에서 시력상실 원인 1위인 질병이며 완치법이 아직 없다. 마레시와 뮐러 박사는 비타민C, E, 카로티노이드, 과일, 채소, 아연과 같이 항산화물질이 풍부한 식사를 하는 지역의 사람들은 안과질환의 발병률과 심각성이 모두 낮은 것을 발견했다.

황반변성은 밝은 햇빛에 과도하게 노출된 눈 조직이 손상을 입음으로써 시작되는 것으로 알려져 있다. 자외선과 해로운 단파광은 눈에 활성산소를 만들어내고 이것이 눈의 조직을 공격해 산화와 감염을 일으키는 것이다. 또한 나이가 들어감에 따라 눈은 산화에 대한 자체적인 저항력을 잃게 된다. 두 연구원은 몇몇 식품이 민감한 눈 조직을 보호하는 역할을 한다는 가설을 뒷받침하는 증거를 찾아냈다.

안과질환의 예방에 대한 항산화물질의 역할을 연구한 또 다른 과학자들은 여러 항산화물질을 혼합해서 투여하는 것이 한 가지 항산화물질을 많이 투여하는 것보다 효과적이라고 결론 내렸다. 이는 겨울철에 두꺼운 외투 하나보다 얇은 겉옷을 여러 겹 입는 것이 더 따뜻한 것과 비슷하다.

AMD의 발병률이 높아지면서 이러한 주제에 대한 연구가 늘어나고 있다. 연구원들은 이미 많이 진행된 AMD의 치료가 어렵다는 것을 알고 있다. 따라서 산화에 의한 안과질환을 피하는 가장 좋은 방법은 발병 전에 식단을 통해 예방하는 것이라고 제안한다.

망막황반은 눈에서 시각적으로 가장 예민한 부위이다. 망막황반은 눈알 뒤의 망막의 중심부에 위치하고 있다. 1997년에 과학자들은 망막황반이 노란색인 이유는 두 가지 카로티노이드 때문이라는 사실을 발견했다. 바로 루테인과 제아잔틴이다. 루테인과 제아잔틴이 과도한 자외선과 단파광의 흡수로 인한 손상으로부터 망막을 보호한다고 알려져 왔다. 이들은 어쩌면 햇빛으로 인해 발생한 활성산소를 제거하는 역할을 할지도 모른다. 이 연구팀은 이어서 홍채와 수정체를 포함한 다양한 눈 조직에 존재하는 카로티노이드의 구성 조합을 밝혀내려는 연구에 착수했다. 홍채와 수정체는 카로티노이드가 백내장 형성을 예방하거나 지연할 수 있을 거라고 생각되는 부위이기 때문이다.

미국에서는 국립 안과협회의 후원으로 AREDS라고 불리는 대규모 임상실험이 진행되었다. 이 실험에는 60~80세 사이의 4,500명의 자원자가 참여했으며 그 결과는 2007년 9월에 발표되었다. 이 연구는 카로티노이드(특히 루테인과 제아잔틴) 함량이 높은 식사를 하면 AMD 발병률을 상당히 낮출 수 있다는 이전의 연구결과에 과학적으로 더 힘을 실어주었다.

골다공증

골다공증에 걸리면 뼈 질량의 감소와 탄성의 감소로 인해 뼈가 약하고 부서지기 쉬운 상태가 된다. 골다공증과 관련한 연구의 수가 적기는 하지만 성 미셸 *St Michael's* 병원의 레티샤 라오 *Leticia Rao* 박사 연구팀이 진행한 연구에 주목할 만한 부분이 있다. 라오 박사에 따르면 골다공증은 50세 이상의 여성 1/4과 상당한 수의 남성들이 고통 받는 대표적인 신진대사 질환이다. 여성의 경우 폐경 후 에스트로겐 수치가 낮아지면서 촉진된다.

뼈는 영구적인 조직이 아니다. 오히려 오래된 뼈를 제거하고 새로운 뼈를 만드는 과정이 반복되면서 끊임없이 재생되는 조직이다. 라오 박사에 따르면 골다공증은 새로운 뼈가 만들어지는 속도보다 오래된 뼈가 손실되는 속도가 더 빠를 때 일어난다고 한다. 이 속도의 불균형은 산화적 스트레스 때문이라는 것이 정론이다. 토마토 속의 리코펜이 골다공증에 효과가 있는 것은 오래된 뼈가 산화적 스트레스로 인해 손실되는 것을 막아주기 때문이다. 토론토 연구팀이 진행한 소규모 임상실험에서 리코펜의 항산화 작용은 산화적 스트레스와 과도한 뼈 손실을 감소시키는 것으로 결론지었다.

이를 통해 연구팀은 식품 중 들어 있는 리코펜이 골다공증의 위험을 낮추는 데 중요한 역할을 할 것이라는 생각하에 연구를 진행했다. 현재는 대규모 임상실험을 통해 이들의 가설이 조금씩 증명되고 있다. 이에 대한 확실한 연구결과가 나온다면 식품 속의 리코펜만으로 골다공증 치료가 가능한지, 또는 리코펜을 상용 치료제의 첨가제로 사용할 수 있을지 알 수 있게 될 것이다. 아직은 가설 단계이지만, 골다공증의 중요 원인이 산화적 스트레스라는 점을 생각하면, 토마토의 리코펜은 골다공증을 치료할 수 있을 가능성이 높다.

남성 불임

남성 불임 전문가인 아먼드 지니 *Armand Zini*에 따르면 15%의 부부가 불임 때문에 고민하고 있으며, 이 중 30~50%가 남성 불임이다. 인간의 정자는 특히 산화에 의한 손상에 취약하다. 정자의 세포막에는 불포화지방산이 풍부하기 때문이다. 활성산소가 과도하게 생산되거나 통제 되지 않아 정액으로 분출되면 정자 세포의 손상을 불러올 수 있다. 한 연구 결과 불임 남성 25~40%의 활성산소 수치가 매우 높은 것으로 나타났다. 활성산소가 정액에 영향을 미치게 되면 정자의 수가 줄어들고 운동성도 저하된다. 반면 토마토 속의 리코펜은 정액과 고환의 구성 성분으로 정액의 생성과 운동성과 밀접한 관계를 맺고 있는 듯하다.

1996년에도 불임 남성에 대한 연구결과가 발표되었다. 이 연구의 연구원들은 정자수가 매우 적은 남성들에게 3개월 동안 매일 2회 각각 2mg의 리코펜을 투여했다. 그 결과 정자의 운동성과 수가 향상된 것으로 나타났다.

앞서 진행된 임상증례에서도 불임 남성의 정액 중 리코펜 함량이 가임 남성의 것보다 더 낮은 것을 볼 수 있었다. 연구팀은 뚜렷한 원인이 없는 불임 남성 50명에 대해 리코펜이 효과가 있는지 확인하는 연구를 진행했다. 모든 환자들에게 이들의 정자 검사결과가 정상으로 나오거나 임신에 성공할 때까지 매일 리코펜이 8mg 함유되어 있는 합성수지 캡슐을 투여했다. 그 결과 원인을 알 수 없었던 불임 환자들의 36%가 결국 임신에 성공했다.

피부암

영국의 피부암 발병률은 20년 전에 비해 두 배로 늘어났다. 주요 원인은 사람들이 과도하게 햇빛에 노출되기 때문이다. 햇빛에 오래 노출되면 발생하는 문제는 기미만이 아니라 피부에 더 많은 활성산소를 발생시켜 피부암에 걸릴 위험이 높아진다는 것이다. 활성산소는 피부의 지방과 단백질, DNA를 손상시켜, 피부노화를 앞당기고 빛 민감성을 높이며 피부암을 유발할 수 있다.

피부암 발병률이 높아지는 현상에 맞춰 리코펜이 피부손상에 어떤 긍정적인 영향을 끼치는지에 대한 연구가 진행되었다. 연구에 참여한 9명의 자원자들은 10주 동안 매일 올리브오일과 함께 토마토페이스트를 섭취했다. 이들과 대비되는 대조군 지원자는 올리브오일만 먹었다. 그리고 10주 후에는 이들의 피부 샘플을 채취하여 홍반(햇볕에 타거나 감염되었을 때 나타남)을 유발하는 인공 햇빛에 노출시켰다. 만일 리코펜이 피부손상을 보호하는 역할을 한다면 이 지원자들의 피부 샘플에서 일반인보다 적은 홍반이 유발되었을 것이다. 과연 실험 결과는 어떠했을까?

놀랍게도 토마토페이스트를 섭취한 사람들은 올리브오일만 섭취한 사람들보다 40%나 적게 홍반이 나타났다. 연구원들은 토마토처럼 리코펜이 풍부한 식품을 적당량 섭취하는 것만으로도 쉽게 홍반으로부터 피부를 보호할 수 있을 것이라는 결론을 내렸다.

다른 연구에서는 25명의 자원자들에게 7주 동안 매일 복합 항산화물질(리코펜, 베타-카로틴, 비타민E, 셀레늄)을 복용시켰다. 연구원들은 항산화물질을 복용한 사람들에게서 자외선 손상에 대한 피부 저항력이 매우 향상한 것을 관찰할 수 있었다. 그리고 이러한 혼합물이 안전하며 하루 종일 효과가 지속되는 피부 보호 제품에 응용할 수 있을 거라는 결론을 내렸다. 또한 이들은 복합 항산화물질이 피부암과 피부노화, DNA 손상 감소에 도움이 될지도 모른다고 생각했다.

또 다른 연구에서도 긍정적인 결과가 나왔다. 이번에는 자원들에게 3가지 형태의 리코펜이 제공되었다. 각각의 형태에는 10mg의 리코펜이 함유되어 있는데 자원자들은 이것을 12주 동안 매일 섭취했다. 12주 후 이들이 홍반을 유발하는 인공 햇빛에 노출되었을 때, 토마토에서 추출한 리코펜을 섭취한 사람들은 각각 38%와 48%의 홍반 감소를 보인 반면, 합성 리코펜을 섭취한 사람들은 25%의 감소율만을 보였다. 이를 통해 연구원들은 토마토의 다른 카로티노이드가 리코펜의 작용을 촉진한다는 결론을 얻었다. 즉, 리코펜 같은 특정 성분만을 복용하는 것보다 토마토라는 천연의 과일을 통해 다양한 카로티노이드를 복용하는 편이 더 효과가 있다.

한편 피부에 바르는 크림에 함유된 리코펜의 효과에 대한 연구도 이루어졌다. 리코펜을 함유한 크림을 바른 사람들과 비타민E와 C가 함유된 크림을 바른 사람들이 인공 햇빛 아래서 어떤 반응을 나타내는지를 비교한 것이다. 그 결과 리코펜을 함유한 크림이 피부 손상을 방지하는 데 훨씬 큰 효과를 나타냈다.

많은 연구에서 함유 식품의 섭취 증가로 피부 속의 특정 카로티노이드 수치가 증가하면 자외선으로 인한 피부손상을 막는 데 도움이 된다는 결과나 나왔다. 이 같은 중요한 발견은 화장품 제조업자들이 새로운 개념의 자외선 보호제를 개발하는 데 박차를 가하도록 만들었다. 바로 피부 표면만 보호하는 것이 아니라 리코펜과 다른 카로티노이드를 함유한 캡슐을 통해 더 취약한 피부 표면 아래의 진피층까지 보호하는 제품을 개발한 것이다. 2007년에 발표된 연구에 따르면 이처럼 피부 속까지 보호하는 방법을 사용하면 6배나 강력한 피부 보호 효과가 있다고 한다. 뿐만 아니라 이러한 방법은 피부의 탄력을 증가시키고 수분공급과 피지조절에도 좋기 때문에 피부를 건강하게 만들어준다.

2007년 7월 10일 자 〈Daily Mail〉 지의 기사에 따르면 다음과 같은 내용의 기사가 게재되었다. 피부암 전문가들이 어떤 자외선 차단 제품도 피부를 완전히 보호해줄 수 없다고 밝힘에 따라, 자외선 차단제 제조업자들이 '완전 차단, 100% 차단' 같은 표현을 사용하는 것을 중단하겠다는 내용이었다.

이 세상에 100%는 존재하지 않을 수도 있다. 하지만 약간의 도움을 주고 일정 부분 긍정적인 효과를 줄 수는 있다. 자외선 차단제 역시 이런 종류의 것일 수도 있다. 암자선기금인 RAFT(restoration of appear-ance and function trust)에 따르면 햇빛 중 자외선-A는 피부암과 관련이 깊다. 사람들은 피부에 자외선 차단제를 문질러 바르는 경향이 있는데, 이는 제품의 자외선-A 차단 기능을 없어지게 만든다. 자외선 차단제의 효과를 극대화하기 위해서는 피부에 막을 형성하듯이 발라 주어야 한다. 더불어 햇빛에 노출되기 전에 자외선 차단제를 미리 바르고,

리코펜의 섭취를 늘린다면 100%는 아니더라도 훨씬 더 많은 피부 보호 효과를 얻을 수 있다.

Tip Box 　자외선

태양빛을 스펙트럼에 굴절시키면 파장에 따라 가시광선, 적외선, 자외선 등으로 다양하게 구분된다. 이 중 자외선은 피부 트러블의 원인이 되기도 한다. 최근에는 자외선을 차단하는 오존층의 파괴로 그 위험이 더 높아지고 있다. 따라서 평소에 자외선 차단제나 토마토의 섭취 등으로 피부를 보호하려는 노력이 필요하다.

위암

1994년 이탈리아 연구원들은 매주 7회 이상 토마토를 섭취하는 사람들을 대상으로 리코펜이 다양한 소화계 암의 예방에 미치는 효과를 알아보는 조사결과를 발표했다. 또 다른 두 연구에서도 매일 토마토를 섭취하면 암과 소화계 암의 위험을 줄일 수 있다는 결과가 나왔다.

미국 LA 노리스 암센터의 유안 *Yuan* 박사와 연구팀은 상하이에서 진행된 대규모 연구의 식단 자료를 입수할 수 있었다. 이 연구에는 12년 넘게 관찰되어온 자원자들을 포함되어 있었다. 연구 초기에 이들의 혈중 베타-카로틴과 리코펜 수치가 측정되었다. 12년 후 191명의 자원자들이 위암에 걸렸다. 연구진은 암에 걸린 사람들의 초기 혈액샘플을 암에 걸리지 않은 570명의 대조군의 샘플과 비교했다. 그 결과 카로티노이드, 특히 리코펜의 수치가 높았던 사람들의 위암 발병률이 가장 낮은 것을 알 수 있었다. 리코펜의 수치와 위암 사이의 상관관계가 드러난 것이다.

물론 이 결과만 놓고 리코펜이 위암을 억제한다고 말할 수는 없다. 위암과 리코펜의 관계에 대한 연구는 아직 초기 단계이기 때문에 믿을 수 있는 결론을 도출할 수는 없지만, 지속적 연구를 통해 그 관계를 조만간 입증할 수 있을 것이라고 기대한다.

폐암

전직 올림픽 선수이자, 현재는 영국 리버풀 존 무어대학에서 스포츠과학 교수로 재직 중인 그렉 와이트 *Greg Whyte*에 따르면 환경오염의 주된 원인은 자동차의 배기가스라고 한다. 햇빛이 이 같은 연소가스와 반응하면 오존이 발생하는데, 이때 반응이 매우 활발한 활성산소가 발생하여 폐의 내벽에 감염을 일으킨다.

폐는 끊임없이 먼지, 연기, 병원균 등 다양한 외부 환경에 노출되기 때문에 이들로부터 스스로를 보호하기 위한 많은 방어기제를 가지고 있다. 리코펜 역시 이 중 하나이다.

스페인에서 폐암진단을 받은 103명의 여성을 대상으로 연구가 진행되었다. 이 연구에서는 폐암 여성의 평소 토마토 섭취량을 폐암에 걸리지 않은 206명의 대조군의 섭취량과 비교했다. 그 결과 평소 토마토 섭취가 많으면 많을수록 폐암 발병의 위험이 더 낮은 것으로 나타났다.

영국 남서부에서는 이보다 더 장기적인 연구가 이루어졌다. 4년 동안 자원자들의 15가지 식품 구성성분의 섭취가 관찰되었다. 4년 후, 이들 중 폐암 진단을 받은 환자들의 15가지 식품 구성성분 섭취 자료를 건강한 대조군의 것과 비교했다. 그 결과 매일 규칙적으로 중간 크기의 토마토 한 개를 섭취하기만 해도 4년 후에 폐암 발병률이 30%까지 감소하는 것을 볼 수 있었다.

일본에서는 3만 4천 명이 참가한 대규모 건강연구가 진행되었다. 혈액 검사를 시작으로 8년이 넘는 기간 동안 참가자들의 식단과 질병 기록이 수집되었다. 연구원들은 처음 혈액검사에서 리코펜과 기타 카로티노이드의 수치가 가장 높았던 사람들이 가장 낮은 폐암 발병률을 보였다는 것을 발견했다.

제2형 당뇨

특히 당뇨인 사람들은 식사 직후에 혈액의 화학적 변화로 인해 활성 산소의 발생이 갑작스럽게 증가된다. 이 때문에 몇몇 과학자들은 항산화물질(특히 리코펜)이 제2형 당뇨(성인형)의 관리에 도움이 되지 않을까라는 궁금증을 가지게 됐다.

미국에서는 제 3차 국민건강영양조사(1991~1998)의 일환으로 수집된 자료를 통해 세 집단의 혈액 중 여러 카로티노이드의 수치가 비교되었다. 첫 번째 집단은 정상적인 혈당부하 수치를 가진 사람들이었고, 두 번째 집단은 비정상적인 혈당부하 수치를 가진 사람들, 마지막 집단은 최근에 제2형 당뇨를 진단받은 사람들이었다. 비교 결과 당뇨가 가장 심한 사람들에게서 혈중 리코펜과 베타-카로틴 수치가 가장 낮게 나왔다. 이 자료를 통해 연구원들은 카로티노이드가 제2형 당뇨의 발병을 막는 데 효과가 있는지에 대한 연구를 좀더 진행해야 한다는 결론을 얻었다.

Tip Box   **당뇨병**

당뇨병은 현대인이 걸리기 쉬운 성인병으로 국내에서만 매년 1만여 명 이상이 당뇨합병증으로 사망하고 있다. 당뇨병(糖尿病)은 소변(尿)에 당분(糖)이 섞여 나오는 병이라는 뜻이다. 쌀, 밀가루와 같은 탄수화물을 섭취하면 몸속에서 포도당으로 바뀌어 세포의 에너지원으로 쓰이게 된다. 이때 당분을 세포로 유도하는 물질이 인슐린이다.

문제는 혈당부하가 높은 음식들이 인슐린 분비를 혼란스럽게 만든다는 점이다. 가공음식, 밀가루 음식은 대표적으로 혈당부하가 높은 음식이다. 이 음식들을 먹으면 혈액 속 당분(혈당 수치)가 급격히 높아지고, 이를 제어하기 위해 몸에서 인슐린을 다량으로 분비한다. 하지만 시간이 흐름에 따라 양치기 소년의 거짓말을 아무도 믿지 않듯이 우리의 몸도 인슐린에 저항을 하게 된다. 인슐린 저항성이 나타나면 같은 양의 당분을 처리하는 데에도 더 많은 인슐린이 필요하게 된다. 이런 과정을 반복하면 인슐린 체계에 문제가 발생하고 혈당수치가 높은 당뇨병에 걸리게 된다.

당뇨병의 무서움은 철저하게 혈관 건강을 망가트린다는 점에 있다. 이에 따라 눈, 심장 등에 합병증이 생기고, 노폐물을 거르는 신장 역시 망가지게 된다.

핀란드 과학자들은 제2형 당뇨 발병 위험이 높다고 여겨지는 200명에 대해 구강 혈당부하 검사를 실시했다. 그리고 그 결과와 이 사람들의 혈중 카로티노이드 수치 사이의 관계를 연구했다. 실험 결과 연구진은 당뇨에 걸릴 위험이 높은 남성들의 포도당 대사에 카로티노이드(특

히 베타-카로틴)가 긍정적인 역할을 한다는 결과를 얻었다.

호주에서도 1천 6명의 자원자들이 5가지 카로티노이드에 대한 혈중 수치 검사와 구강 당 부하 검사를 받았다. 혈중 카로티노이드(알파-카로틴, 베타-카로틴, 크립토잔틴, 루테인, 제아잔틴, 리코펜-모두 토마토에 함유되어 있음) 수치가 가장 높았던 환자들은 혈당이 가장 적게 상승되었고, 인슐린에 대한 저항도 가장 낮았다. 이 같은 결과는 카로티노이드가 혈당수치를 낮추는 데 긍정적인 역할을 한다는 것을 반영하고 있다.

천식

호주 뉴사우스웨일즈 존 헌터 병원의 우드 Wood 박사와 연구팀은 천식 환자들에게서 산화적 스트레스가 증가하고 항산화 방어기제가 손상되는 현상이 증가하는 것을 발견했다. 이들은 천식 환자들의 혈중 카로티노이드 수치가 천식에 걸리지 않은 대조군의 수치보다 훨씬 낮은 것 또한 발견했다.

천식 발작은 운동 때문에 일어날 수 있다. 이에 연구팀은 운동에 민감한 천식 환자에게 리코펜(항산화물질)이 효과가 있는지 확인하기 위해서 작은 연구를 진행했다. 연구팀은 20명의 환자에게 1주일 동안 매일 30mg의 리코펜을 투여했다. 그리고 1주일 후 환자들에게 운동을 하도록 해 천식 발작이 나타나는지 관찰했다. 놀랍게도 평소와 달리 55%의 환자들에게서 발작이 나타나지 않았다.

물론 이 수치 역시 리코펜을 먹으면 천식에 도움을 준다는 인과관계를 증명하는 것은 아니다. 원인과 결과가 증명된 것이 아니라 관련이 있다는 상관관계가 입증되었을 뿐이다. 연구원들은 이 사실을 바탕으로 현재 더 믿을 수 있는 대규모 연구를 진행 중이다.

감염성 관절염

관절염은 2개 이상의 관절에 염증이 생긴 상태를 말한다. 연구원들은 EPIC(European Prospective Investigation into Cancer and Nutrition : 유럽에서 진행된 암과 영양의 관계에 대한 대규모 연구-옮긴이 주) 연구에 참여한 약 2만 5천 명의 사람들의 식단 기록을 연구했다. 연구원들을 이를 통해 규칙적으로 카로티노이드인 제아잔틴과 크립토잔틴(둘 다 토마토에 함유되어 있음)이 풍부한 식사를 한 사람들에게서 관절염 발병률이 낮아진 것을 알 수 있었다. 특히 크립토잔틴과 관절염 발병률은 매우 밀접한 관계를 나타내어 관절염 예방을 위한 물질로 주목받고 있다.

심부정맥 혈전증

심부정맥 혈전증은 혈관에 혈전이 발생하는 병으로 갑작스런 죽음으로 이어질 수 있다. 심부정맥 혈전증을 유발하는 혈전의 형성에는 혈소판의 응고가 주요 원인이다. 즉, 혈소판이 응고된 혈전이 혈관 벽에 붙어 혈관을 좁게 만들고, 이에 따라 혈액의 흐름이 막히는 질환이다.

영국 에버딘 로웨트 연구소의 연구팀은 토마토 씨 젤리 부분에서 추출한 성분이 혈소판의 응고를 억제하는 것으로 보인다고 밝혔다. 따라서 꾸준히 토마토를 섭취하면 생명을 위협하는 혈전의 생성을 예방하거나 적어도 지연할 수 있는 것이다.

노화

Tip Box　진시황과 노화

인간을 비롯한 모든 생명체는 언젠가 죽는다. 시작이 있으면 끝이 있는 것이 우주의 진리이기 때문이다. 하지만 인간은 이 자연의 섭리에서 벗어나 영원하기를 바란다. 수많은 문학 작품, 미술품, 음악은 유한한 인간을 영원하게 만드는 방법이라고까지 이야기한다.

중국의 춘추전국시대를 통일한 진시황은 '인간은 죽는다.' 라는 자연법칙에서 벗어나려 했다. 불로장생(不老長生), 즉 늙지 않고 오래 혹은 영원히 사는 신선의 삶을 원한 것이다. 황제로서의 막강한 권력을 이용해 세계 곳곳에 사람들을 보내 불로초를 찾기 시작했다. 하지만 그는 결국 불로초를 찾지 못한 채 죽었고, 진(秦)나라는 허망하게 무너졌다.

드라큘라로 유명한 트란실바니아 지방에서도 이와 비슷한 무서운 이야기가 있다. 엘리자베스 바토리라는 귀족 부인은 굉장한 미모를 자랑했으나, 나이가 듦에 따라 아름다웠던 얼굴과 피부가 점점 쇠퇴해 가는 것을 한탄했다. 그리고 지역 처녀들을 죽여 그 피로 목욕을 하기 시작했다. 흑마술에 빠져 있던 그녀는 젊은 처녀의 피가 자신의 젊음을 되찾아 줄 것이라고 믿었던 것이다. 이처럼 노화에 대한 거부는 인간의 욕망이자 때로는 비극적인 결과를 이끌어내기도 한다. 하지만 최근에는 과학적인 접근으로 인간의 노화를 밝혀내려는 작업이 계속되고 있고, 인간의 노화를 늦출 수 있는 방법이 연구되고 있다.

　　그리스 격언 중 다음과 같은 말이 있다. '약은 젊은 나이에 죽는 사람들을 가능한 늦게 죽도록 도와준다.' 사실 인간은 언젠가 죽을 수밖에 없다. 조금씩 나이를 먹어감에 따라 인간은 피부를 비롯한 세포의 노화가 진행되고, 암과 같은 질병이 아니어도 결국 이 때문에 죽음에 이른다.

1956년에 덴햄 하먼*Denham Harman* 박사는 노화에 관여하는 활성산소에 대한 논문을 발표했다. 이 논문에서 그는 단백질과 지방, 핵산(DNA와 RNA)에 활성산소에 의한 손상이 축적된다고 주장했다. 이러한 손상이 단백질과 지방, 핵산의 기능을 저하하고 그 결과 세포의 기능도 저하되는 것이다. 이는 다시 장기기능의 저하로 이어지고 마침내 모든 기능이 저하된다. 이런 노화의 과정은 인간을 포함한 모든 생명에게 일어나는 일이다.

물론 이는 아직 가설로써 보편적인 진실로 받아들여지는 것은 아니다. 하지만 많은 연구들이 이 가설을 뒷받침하고 있다. 1995년 미국 보스턴 터프츠 대학 영양연구센터에서 노화를 연구하던 의학자들은 항산화물질과 노년층의 면역성의 관계에 대한 중요한 논문을 발표했다. 이들은 식품에 들어 있는 항산화물질을 적게 섭취할 경우 면역기능이 저하되고, 많이 섭취할수록 면역기능이 향상된다는 결론을 내렸다.

아직까지 노화에 관여하는 항산화물질의 역할에 대한 연구는 피부노화에 대한 연구에 비해 소규모로 진행되고 있다. 하지만 미래에는 노화가 중요한 연구주제가 될 것이 틀림없다. 불로장생은 인간이라면 누구나 갖고 있는 욕구이자 건강하고 행복한 삶을 위한 하나의 조건이기 때문이다.

최근에 프랑스에서는 교외에 거주하는 교육 수준이 높은 중장년층

589명을 대상으로 연구를 진행했는데, 이 연구에서 항산화물질의 긍정적인 효과의 예가 발견되었다. 리코펜과 제아잔틴의 혈중 수치가 낮은 사람에게서 인지 능력이 떨어진다는 것이 발견된 것이다. 연구원들은 적합한 항산화물질을 많이 섭취할수록 노화와 함께 자연스럽게 나타나는 인지능력의 저하를 지연할 수 있을 것이라는 결론을 내렸다.

최근 시카고에서 열린 건강한 노화에 관한 심포지엄에서는 한 가지 중요한 결론이 도출되었다. 바로 항산화물질과 칼슘, 비타민D, 아연이 노화와 관련된 질환의 발병을 줄일 수 있고 수명을 연장할 수 있다는 것이다. 이 성분들은 임산부의 건강에도 매우 중요한 요소들이다. 토마토에는 항산화물질과 칼슘이 풍부하게 들어 있다.

chapter 08

농장에서 약국으로 간 토마토

토마토는 채소이다. 따라서 농부들이 밭에서 땀을 흘리며 재배한다. 즉 토마토는 농장에서 재배된다. 하지만 최근 토마토는 농장보다 과학과 약국에서 더 즐겨찾는 소재가 되었다.

토마토에서 가장 유명한 건강 물질은 리코펜이다. 토마토에서 추출한 리코펜 건강보조제품들도 여기저기서 출시되고 있다. 하지만 리코펜의 경우 농장이 약국보다 낫다. 토마토에서 추출된 리코펜 건강보조제를 섭취하는 것보다 같은 양의 리코펜을 함유하고 있는 토마토를 섭취했을 때가 훨씬 강력한 효과를 나타내기 때문이다. 이는 적은 양이지만 토마토에 들어있는 다른 구성성분이 리코펜의 효과를 더 활성화시킨다는 뜻이기도 하다.

이외에도 토마토는 농장에서 나와 연구소로 들어간 경우가 있다. 바로 토마토 건조에 대한 연구이다. 과학자들은 현재 토마토를 건조시켰을 때 리코펜의 효능이 어떻게 변하는지에 대한 실험을 하고 있다. 만약 건조를 시켜도 리코펜이 영향을 받지 않는다면 토마토를 싫어하거나 신선한 과일을 구하기 힘든 사람들에게도 필요한 만큼의 리코펜을 제공할 수 있기 때문이다.

식품과 약품, 화장품 업계에서는 아주 옛날부터 소비자를 끌어들이기 위한 수단으로 편안한 느낌을 주거나 식욕, 소유욕 등을 자극하는 색소를 제품에 첨가해왔다. 천연 색소는 식물이나 꽃, 광물에서 추출되고 곤충에서 추출되기도 했다. 하지만 자연 재료이다 보니 생산할 때마다 그 품질에 일관성이 없었다. 또한 가공이 필요했고 추출할 수 있는 색도 제한적이었다.

이에 따라 19세기 후반에서 20세기에 걸쳐 대부분의 천연 색소가 합성 화학물질로 대체되었다. 합성 화학물질로는 원하는 색을 자유자재로 만들 수 있으며 일관된 품질의 색소를 생산할 수 있었다. 하지만 20세기 후반에 들어 소비자들은 인공 색소가 장기적으로 미칠 영향에 대해 걱정하기 시작했다. 그리고 현재 많은 인공 색소들이 안전상의 이유로 사용이 금지되고 있다. 이 때문에 업계에서는 다시금 믿을 수 있고 해가 없는 자연 색소를 찾는 데 관심을 갖게 되었다.

이러한 자연 색소 중 하나가 인간의 혈액 속에 존재하는 카로티노이드인 베타-카로틴이다. 베타-카로틴은 인간의 몸에서 만들어지는 물질이 아니다. 베타-카로틴은 오직 식품을 통해서만 얻을 수 있다. 주요 공급원으로는 토마토, 당근, 시금치, 고구마, 호박이 있다. 베타-카로틴은 안전하고 희석이 잘 되어 노란색과 주황색 계열의 색을 내는 데 좋다. 전 세계 사람들이 매일 식품과 약품, 화장품 등을 통해 베타-카로틴을 소비하고 있다.

1960~70년대에 진행된 영양 연구에서 심장질환과 주요 만성질환이 같은 원인에 의해 유발될지도 모른다는 주장이 나왔다. 그 원인이란 바로 정상적인 신진대사 과정에서 발생하는 활성산소이다. 활성산소에 의한 손상이 노화부터 심장질환까지 다양한 질환을 만들어내는 것일 수 있다.

그렇다면 항산화물질을 통해 이 모든 질환들을 예방할 수 있을 것이다. 바로 베타-카로틴처럼 말이다. 베타-카로틴은 강력한 항산화물질로 활성산소가 발생하는 것과 같은 속도로 활성산소를 제거할 수 있을지도 모른다. 만일 그럴 수 있다면 만병의 원인을 해결할 수 있을 것이다.

이러한 가정을 바탕으로 현재 임상실험이 진행 중이다. 강력한 항산화물질이 건강을 위한 필수성분으로 주목받으면서 천연 베타-카로틴을 농축한 보충제에 대한 수요가 늘어났다. 분홍색 두나니엘라 살리나(Dunaliella salina : 바닷가서 자생하는 미세 조류-옮긴이 주)에는 항산화물질인 베타-카로틴이 풍부하게 들어 있다. 두나니엘라 살리나는 매우 빨리 그리고 쉽게 자라는 해조류로 코르식품(Koor Foods)이라는 이스라엘 회사가 이 해조류에서 카로티노이드를 추출하는 방법을 성공적으로 개발했다.

1989년에는 리코펜이 베타-카로틴보다 훨씬 더 강력한 항산화작용을 한다는 논문이 처음으로 발표됐다. 이 논문에 자극받은 과학자들은 리코펜이 암이나 다른 주요 질병에도 도움이 되는지 알아보기 위해 연구하기 시작했다. 바로 지금까지 우리가 살펴본 연구결과들은 이런 이유에서 시작됐다.

도브 하탈*Dov Hartal*이 이끄는 코르 사의 과학자들은 상업적으로 유통할 수 있을 정도로 많은 양의 천연 리코펜을 생산하는 방법을 연구하기 시작했다. 자연에 있는 천연 리코펜은 수박과 살구, 자몽, 그리고 여러 이국적인 과일에 함유되어 있다. 하지만 토마토에 비하면 그 과일들의 리코펜 함량은 미미할 지경이다. 결국 코르 사는 토마토에 주목하기 시작했다.

토마토는 코르 사가 있는 이스라엘뿐만 아니라 많은 나라에서 대량으로 재배되어 수프와 주스, 소스 등으로 가공된다. 이 과정에서 많은 양의 씨와 껍질이 쓰레기통으로 버려진다. 코르 사는 여기에 착안했다. 버려지는 토마토 구성물에서 리코펜을 얻을 수 있다면 비용부담 없이 천연 리코펜을 얻을 수 있기 때문이다. 하지만 코르 사의 생각은 난관에 부딪혔다. 버려진 토마토 구성물에서 리코펜을 추출하는 데는 성공했지만 상업성이 없었다. 리코펜은 토마토의 씨나 껍질이 아니라 토마토의 과육에 풍부했기 때문이다. 따라서 토마토 과육의 양이 많을수록 리코펜의 양도 많다.

하지만 많은 양의 토마토를 사용해도 상업화하기에는 비용대비 리코펜의 양이 여전히 부족했다. 토마토 1kg당 50mg 정도밖에 추출할 수 없었기 때문이다. 그래서 코르 사의 연구진들은 '토마토 자체의 리코펜 함량을 높일 수 있다면 어떨까?' 라는 생각에까지 이르렀다.

하탈 박사는 토마토 교배의 세계적인 권위자인 라파엘 프렌켈 *Raphael Frenkel* 교수에게 도움을 요청했다. 프렌켈과 하탈 박사는 유전자 조작이 아닌 전통적인 교배법을 사용하여 일반 토마토보다 리코펜 함량이 3배나 많은 품종을 개발할 수 있었다. 이 품종은 LRT(리코펜이 풍부한 토마토, lycopene-rich tomato)로 알려진 품종이다. 이 품종은 난관에 부딪혔던 코르 사의 리코펜 추출 시도에 활로를 열어주었다.

1991년, 코르 사는 토마토 가공 공장을 완공하고 새로운 회사를 출범했다. 바로 상업성이 있는 고품질의 토마토 리코펜 식용색소와 고농도의 리코펜 보충제 사업에 뛰어든 것이다.

이렇게 출범한 리코레드 사(LycoRed Natural Product Industries Ltd)의 선견지명은 향후 시장의 반응으로 증명이 되었다. 토마토는 전 세계적인 건강식품으로 부각되었을 뿐만 아니라 토마토 농축 추출물에 대한 수요도 비약적으로 증가했다.

1992년에 리코레드 사는 농화학 분야의 최고 회사이자 이스라엘에서 가장 큰 기업 중 하나인 마케심-아겐 그룹(Makhteshim Agan Industries Ltd)의 자회사가 되었다.

생산 과정

리코레드 사에 따르면 LRT 묘목은 화학비료를 최소한으로 사용한 가운데 완벽한 환경 속에서 매우 조심스럽게 재배된다. 붉게 숙성한 상태에서 수확된 토마토는 가공 공장으로 옮겨지는데 여기서 분류와 세척과정을 거쳐 화학비료 잔여물을 제거한다. 토마토는 계절상품이기 때문에 가공은 두 단계에 걸쳐 진행된다. 첫 번째는 잘 숙성한 과일을 영하 18°C의 진공상태에서 얼려놓는다. 그러면 사계절 내내 토마토 과육을 최종 제품의 생산에 사용할 수 있다. 또한 간헐생산(연속생산과는 반대로 여러 차례로 나누어 생산하는 방식-옮긴이 주) 방식으로 생산되어 그 기록이 남기 때문에, 각각의 생산에 사용된 토마토가 어느 경작지의 수확물인지 알 수 있다.

리코레드 사가 사용하는 추출법은 미국에 특허 등록(특허번호 5837311)이 되어 있다. 리코펜 추출을 위해서 토마토는 우선 세척과 분류과정을 거친다. 그 후 과육을 으깬 후 빠른 속도로 회전시켜 즙만 분리한다. 곱게 갈아서 얼리기 전의 과육을 측정한 결과 적어도 500ppm의 리코펜이 함유되어 있다고 한다.

얼린 과육은 필요할 때마다 추출공장으로 옮겨진다. 그리고 리코펜을 포함한 다른 지용성 영양소를 녹일 수 있는 용매와 섞은 후 휘젓는 과정을 거친다. 이렇게 만들어진 혼합물은 여과되고, 영양소를 함유하고 있는 여과액은 진공상태에서 증발과정을 거친다. 증발과정을 거치는 이유는 용매를 확실히 제거하기 위해서이다. 이 모든 과정을 마치면 리코펜 및 기타 영양소를 함유한 농축된 자연 토마토오일만 남게 된다. 이 중에는 올레인산과 리놀산도 포함되어 있다. 이렇게 농축된 토마토오일이 바로 토마토 함유수지이다. 이제 이 추출물은 표준 생산을 위해 다음 차례에 생산되는 토마토 함유수지와 섞인다. 함유수지는 본질적으로 생토마토와 다름없다. 단지 토마토를 구성하는 95%의 수분만 뺀 것이다.

리코레드 사에 따르면 함유수지의 리코펜과 다른 지용성 성분의 비율은 생토마토의 구성 비율과 거의 비슷하다고 한다(다음의 표 참고). 전 세계적으로 '라이코마토 *Lyc-O-Mato*' 라는 이름으로 유통되고 있는 표준 함유수지는 화장품 제품에 함유되거나 고체 음식, 액체 등에 혼합하여 다양한 형태로 사용될 수 있다. 순수 함유수지는 캡슐 형태의 보충제로 사용된다. 그리고 이것이 대부분의 임상실험에서 사용되고 있는 형

✤ 토마토와 라이코마토의 유효성분 비교(리코레드 사 제공자료)　　　　　(단위 : %)

	숙성된 토마토의 리코펜 함유비율	라이코마토의 리코펜 함유비율
리코펜	100.0	100.0
파이토인	10.0	10.0
파이토플루엔	9.1	9.0
비타민 E	34.5	33.3

✤ 함유수지 유효성분 구성비　　　　　(단위 : mg)

리코펜	15.0
파이토인	1.5
파이토플루엔	1.25
토코페롤	5.0
파이토스테롤	1.5

태이기도 하다. 그 다음 표를 보면 라이코마토 소프트 젤 캡슐의 구성성분을 확인할 수 있다. 리코레드 사에 따르면 캡슐 하나당 잘 숙성된 큰 토마토 6개 분량의 리코펜과 카로티노이드가 함유되어 있다고 한다.

이 함유수지가 우리 몸에서 잘 흡수되고 분배되는지를 확인하기 위해 치질수술이 예정되어 있는 환자 75명을 대상으로 한 연구가 진행되었다. 이들을 두 집단으로 나누어 수술 전 1~7주간 각각 위약과 함유수지 캡슐(30mg/하루)을 투여했다. 그 후 수술로 제거된 조직의 리코펜 함량을 측정했다. 캡슐을 섭취한 환자들의 혈액과 피부, 지방 조직의 리코펜 수치가 대조군에 비해 두 배나 많은 것을 볼 수 있었다. 이로써 흡수가 만족스럽게 이루어진다는 것이 확인된 것이다.

어떤 식품에 약품에 준하는 건강 증진효과가 있다는 것이 밝혀지면 과학자들은 그 식품 안에 유익한 효과를 내는 구성성분이 존재한다는 가정을 하게 된다. 이러한 성분들의 정체가 밝혀지면 그것을 추출, 정제, 농축하며, 추출되고 정제되어 농축되며, 심지어 그 성분들을 알약이나 캡슐로 만들 목적으로 합성까지 한다. 카로티노이드 베타-카로틴이 대표적인 예이다.

합성 베타-카로틴에서 과연 베타-카로틴을 많이 함유한 식품에서 얻었던 것과 같은 효과를 얻을 수 있는지 확인하는 임상실험이 진행되었다. 하지만 같은 효과를 나타낼 것이라고 기대했던 영양학자와 의학자들은 기대와 다른 결과에 당황했다. 처음에는 시험방법이 잘못된 것은 아닌가 생각했다. 이어서 다음과 같은 고민을 했다. 투여량이 너무 많거나 적은가? 환자 선택이 잘못됐나? 실험기간이 너무 짧은가? 믿을 수 있는 통계치를 내기에 환자수가 너무 적은가?

리코펜과 관련한 연구에서도 베타-카로틴의 경우와 비슷한 연구 결과가 나왔다. 하지만 이번에는 그것이 합성이든 토마토에서 추출한 리코펜이든 토마토로 섭취한 것과 같은 효과를 얻을 수 없다는 것이 금방 밝혀졌다. 결론은 리코펜의 효과는 그 작용을 촉진하는(때로는 극적으로) 소량의 다른 토마토 구성성분과 함께할 때 완전해진다는 것이었다. 누군가의 말처럼 자연의 법칙은 그렇게 단순하지도 직접적이지도 않다.

리코레드 사의 과학자들은 이러한 차이를 일찍 깨달은 것으로 보인다. 그래서 이들은 생과일의 전체적인 효과를 재생할 수 있는 농축 생산에 착수했다. 리코레드 사에 의해 파스타나 빵, 주스, 요거트, 스무디, 시리얼 등 음식이나 음료에 첨가하는 데 적합한 함유수지가 전 세계적으로 유통되었다. 이 제품은 영국 식품표준청에서 1회 분량당 5mg의 리코펜을 함유해도 좋다는 승인을 얻었다. 5mg은 효능에 있어 가장 효과적인 분량이다.

chapter 09

토마토의 놀라운 기록들

이번 장에는 전 세계의 영양학자들이 발표한 논문에서 발췌한 10개의 인용문을 그 출처와 함께 기록한다. 세계의 수많은 영양학자들이 토마토의 효능을 인정하고 있다는 사실을 알 수 있을 것이다.

그동안 의료계에서 영양이 무시받았던 이유는 우리가 먹는 것이 암의 발생에 영향을 미친다는 생각이 진부하기 때문인 탓도 있다.

– 리차드 돌 *Richard Doll*, Nutrition and Cancer, Vol. 1, pp. 35~45, 1978

레티노이드와 어쩌면 카로티노이드가 항암작용을 할지도 모른다는 증거가 쌓이고 있다.

– 페토 *Peto*, 돌 *Doll*, 버클리 *Buckley*, 스폰 *Sporn*, Nature, Vol. 290, p. 201~08, [1981]

토마토에 함유된 항산화물질은 대중의 건강에 상당한 기여를 하고 있다. … 산화(활성산소)는 많은 질병 발생의 원인이 되고 있다. 항산화물질인 리코펜과 비타민C, 비타민E는 활성산소를 제거하여 질병을 예방할 수 있다. … 항산화물질이 풍부한 식품을 섭취하는 것이 질병과 노화예방을 위한 확실한 방법이다.

– 화이트 북 *White Book*, 2000, '결론' 부분에서 발췌

… 여러 연구 논문들을 검토한 결과 토마토 섭취로 전립선암과 폐암의 발병률을 낮출 수 있다는 결론을 얻었다.

– 뮐러 *G. Muller*외, Current Opinion in Clinical Nutrition Metabolism, Vol 6, pp. 657~60, 2003

리코펜은 신선한 토마토의 섬유질에 많이 들어 있다. 또한 가열 조리한 토마토의 리코펜은 조리하지 않은 토마토의 리코펜보다 흡수가 더 용이하다. 적당한 조리는 토마토의 세포 구조를 무너뜨려 리코펜의 체내 흡수를 돕는다.
이 보고서는 리코펜 또는 토마토의 다른 성분과 결합되어 있는 리코펜이 몇몇 암의 예방에 효과가 있는 생리활성물질일지도 모른다는 점을 제시하고 있다.

– E. 황E. Hwang, 보웬P. Bowen, Integrative Cancer Therapies, Vol 1, pp. 121~32, 2002

… 전반적으로 이 자료는 토마토와 토마토 제품의 섭취가 전립선암 발병의 감소와 관련이 있다는 사실을 보여주고 있다.

– 지오바누치E. Giovannucci, Journal of the Notional Cancer Institute, Vol. 94, pp. 391~8, 2002

… 당신이 CHD(관상동맥질환)나 전립선암의 발병률을 낮추려고 노력한다면 규칙적으로 토마토를 먹는 것이 건강을 위해 바람직하다.

– 케니엔 아담스 K. Cannene–Adams 외, Journal of Nutrition, Vol 135, pp. 1226~30, 2005

리코펜의 작용 방식에는 DNA 손상을 줄이고 산화적 스트레스에 대한 방어기제를 향상할 수 있는 가능성이 있다. 이는 리코펜이 전립선암 발병 감소에 기여한다는 역학연구를 뒷받침해준다.

– 워츠 K. Wertz 외, Archives Biochemistry and Biophysics, Vol. 430, pp. 12~34, 2004

토마토 제품(특히 리코펜의 효능을 최대화할 수 있는 가공제품)의 섭취 증가를 뒷받침할 만한 증거는 매우 많다.

– 프레이저 외M. fraser, Expert Review of Anticancer Therapy, Vol. 5, pp. 847~54, 2005

리코펜은 암 예방과 다양한 암의 치료를 위한 최선의 화학적 선택으로 부상했다. 최근 임상실험에서 더 많은 긍정적인 결과가 나옴에 따라, 삶의 질 유지가 주 목적인 말기 전립선암환자나 악성 전립선암 환자의 치료에 새로운 가능성을 제시하고 있다.

– 보웬P. Bowen, Biochimico et Biophysica Acta, Vol. 1740, pp. 202~05, 2005

토마토 함유수지를 포함한 토마토 가공식품을 섭취하는 것은 건강에 매우 유익하다.

– 바수A. Basu, 임르한V. Imrhan, European Journal of Clinical Nutrition, Vol. 61, pp. 295~303, 2007

chapter 10

최고의 토마토는 무엇일까?

소비자들 중에는 현재 판매하고 있는 토마토들이 맛이나 향에 있어서 집에서 키운 것이나 과거에 판매하던 것에 비해 떨어진다고 생각하는 사람들이 있다. 이러한 생각은 현대의 교배법과 재배법 때문인지도 모르겠다. 현대의 교배법과 재배법은 질병과 해충에 잘 견디는 토마토를 생산하도록 설계된 것이다. 이 덕분에 진열기간도 더 길고 품질 저하 없이 농장에서 소매점까지 장거리 운송(때로는 수천 킬로미터 이상도 가능)이 가능해졌다.

어쩌면 현재의 수경재배 방식 때문에 소비자들이 이 같은 생각을 가지고 있는지도 모르겠다. 수경재배란 흙이 아닌 미네랄과 영양소를 풍부하게 함유하고 있는 특별히 조제된 용액 속에 토마토 뿌리를 담근 채

재배하는 것이다. 이러한 토마토는 거대한 온실에 놓인 매우 긴 홈통에서 자라는데, 토마토가 자라는 온실의 온도와 습도 등은 컴퓨터에 의해 조절된다.

사실 토마토 생산자들도 맛과 영향을 걱정하는 소비자들의 염려를 누구보다 잘 알고 있었다. 그래서 이들은 원예학자들에게 겉보기에도 좋을 뿐만 아니라 달고 맛있으며 단단하게 잘 숙성되는 토마토 생산 방법을 연구해달라고 부탁했다. 하지만 이것은 쉬운 일이 아니었다. 왜냐하면 매번 교배와 경작 조건을 달리할 때마다 그 결과를 평가하는 데 여러 계절이 걸렸기 때문이다. 교배 시 다양한 종들을 하나씩 선택하고, 습도나 토양 등 다른 환경은 다 고정한 채 온도만 바꾸고 그 결과물을 기다려야 한다. 그 결과물이 마음에 안 들면 이번에는 습도만 변화시키고 다시 결과를 기다려야 한다. 따라서 모두가 원하는 토마토 종을 찾는 과정에 시간이 많이 걸리는 것은 어쩔 수 없는 일이다.

한 가지 확실한 방법이 있기는 하다. 하지만 이는 토마토 소비자들이 좋아하지 않는 방법이다. 바로 유전자 조작이다. 이 방법으로 원하는 품질을 훨씬 더 많이 갖춘 품종을 개발할 수 있다. 2002년에 미국 인디아나 퍼듀 대학의 과학자들과 미국 농업부 산하 농업연구청은 유전자 기술을 사용해 품질이 향상된 토마토를 생산했다고 밝혔다. 이것은 현재 연구 단계에 있다. 2010년에 가서야 상업화될 전망인데 유전자 조작에 대한 소비자들의 반발을 생각하면 아예 상업화되지 못할 수도 있다.

문제는 여기서 끝나지 않는다. 사람들은 유전자 조작 토마토가 주변에서 재배되는 다른 토마토나 작물에까지 나쁜 영향을 끼칠지 모른다고 우려한다. 이에 미국 농업부의 생명공학규제청은 사람들의 우려와 비난을 완화하기 위해 다음 사실들을 성명서를 통해 공식적으로 발표했다.

1. 토마토는 자연 상태에서 자화수분을 통해 근친교배를 한다. 또한 방출된 꽃가루의 수명은 짧다.
2. 토마토는 다른 식물과 타화수분하지 않는다. 유전자 조작 토마토가 주변의 다른 비유전자 조작 토마토와 타화수분한다는 증거는 전혀 없다.
3. 사실상 유전자 조작 토마토의 유전물질은 같은 유전자 조작 토마토 외의 다른 어떤 것으로 옮겨가는 것이 불가능하다.

열매의 품질에 영향을 주는 좀 더 전통적인 방법도 있다. 현재 존재하는 품종끼리 이종교배해 다른 품종을 만드는 것도 하나의 방법이다. 재배에 영향을 미치는 모든 요소(기온, 빛, 습도, 빛의 노출 정도)들을 조정하거나, 토마토가 흡수하는 물질의 성분 구성을 바꾸는 것도 포함된다. 물론 이 방법은 앞에서 말했듯이 시간이 오래 걸린다.

이 모든 노력은 소비자들의 기호 때문이다. 자본주의 사회에서 상업적인 기업들이 소비자들의 니즈를 만족시키기 위해 노력하는 것은 당연한 일이다. 소비자들은 숙성된 토마토와 덜 숙성된 토마토, 완전히 숙성되지 않은 토마토 사이의 맛과 향의 차이에 민감하다. 따라서 토마토를 재배하고 판매하는 기업들 역시 소비자가 원하는 토마토를 만들어내야 한다. 이 때문에 위에서 말한 원예학자들은 맛과 향뿐만 아니라 열매의 품질과 건강에 유익한 성분까지 갖춘 토마토를 만들기 위해 재래적인 교배실험을 계속하고 있다.

한편 영국에 있는 토마토 연구소에서는 환경 조건의 변화가 토마토 항산화물질과 그 작용에 미치는 영향을 알아보는 연구를 진행했다. 환경적인 조건들은 항산화물질에 많은 영향을 미칠 수 있다. 다음은 그러한 환경 연구의 예이다.

1. 매년 6번의 다른 시기에 걸쳐 수확되는 온실 토마토의 항산화물질 구성 비율이 비교되었다. 온실 재배되는 토마토는 대부분 리코펜을 많이 함유하고 있지만 온도가 30°C를 넘어가는 한 여름에는 예외이다.
2. 미네랄 공급원으로 계분과 토끼풀, 두 가지를 사용하여 성분을 비교한 결과 생산량의 차이는 없었지만, 열매의 산도와 비타민C, 리코펜 함량은 모두 영양공급원의 영향을 받았다.
3. 숙성된 토마토를 7°C와 15°C, 25°C에서 각각 10일간 저장한 결과 7°C에서 저장한 토마토에 비해서 15°C와 25°C에서 저장한 토마토의 리코펜 함량이 두 배나 많았다.

리코펜 생산에 적합한 토마토 재배환경은 12~32°C로 알려져 있으며, 이 중에서도 최상의 환경은 햇빛 아래 온도가 22~25°C인 것이다.

앞에서 언급한 이스라엘 원예가는 전통적인 방법만을 사용하여 리코펜과 카로티노이드 함량이 세 배나 많은 품종을 개발했다. 물론 이는 건강에 좋은 성분을 추출하기 위한 목적으로 개발된 것이기 때문에 맛이나 저장기간 등은 고려되지 않았다.

보라색 슈퍼 보디가드

블랙 푸드 *Black Food* 와 컬러 푸드 *Colour Food* 의 유행이 심상치 않다. 건강에 좋은 음식의 색이 검정색일 때는 블랙 푸드, 다양한 색일 때는 컬러 푸드라고 한다. 암부터 동맥경화, 비만, 각종 성인병에 효과가 있는 검은콩부터 '프렌치 파라독스'의 열쇠인 레드 와인까지 여러 작물들이 이 범주에 포함된다.

레드 와인과 블루베리, 포도를 자주 섭취하는 사람들은 그렇지 않은 사람들보다 주요 만성 질병 발병률이 더 낮은 것으로 알려져 있다. 영양학자들은 카로티노이드처럼 건강에 좋은 항산화 색소군을 밝혀냈다. 바로 안토시아닌으로 알려진 색소이다. 이 색소는 많은 연구를 통해 심각한 만성 질병을 예방하거나 감소시키는 효과가 있는 것으로 밝혀졌다.

토마토에도 이 안토시아닌이 풍부한 종이 있다. 오레곤 주립대학의 연구원들은 다양한 야생 품종의 토마토 가운데 안데스 지역에서 아직 서식하고 있는 보라색 품종을 조사하기 시작했다. 샘플을 조사한 연구원들은 이 토마토의 보라색이 안토시아닌 때문이라고 밝혔다. 이 특별한 품종은 자연적으로 안토시아닌을 함유한 유일한 토마토 종이다.

지금까지의 연구결과 안토시아닌에 건강증진 기능이 있는 것으로 나타나자, 한 석사 연구원은 이 야생종을 인기 있는 상업 품종과 교배할 수 있다면, 리코펜과 베타-카로틴만이 아니라 안토시아닌까지 갖춘 토마토를 생산할 수 있을지도 모른다고 생각하게 되었다. 교배를 통해 두 품종 모두 원래 품종보다 더 강력해질 수 있는 것이다.

여러 번에 걸친 실험 결과 전통적인 교배를 통해 보라색 색소를 포함한 국산(영국산) 토마토를 생산할 수 있었다. 안토시아닌이 풍부하고 건강증진 기능이 강화된 토마토를 개발할 수 있는 기회가 온 것이다. 현재 가지처럼 짙은 보라색 껍질을 가진 열매의 질과 기능에 대한 연구가 진행 중이다. 오레곤 주립대학의 과학자들은 보라색 토마토가 2010년경에는 인기 있는 토마토로 급부상할 거라고 예상하고 있다.

유기농 VS. 비유기농

토마토를 구매하는 소비자들 가운데는 요즘처럼 상업적인 방법으로 재배한 제품보다 전통적인 방법으로 재배한 제품이 더 우월하다고 믿는 사람들이 많다. 이를 확인하기 위해서 미국 플로리다 포트피어스 *Fort Pierce*의 원예학 연구원들이 실험을 했다. 유기농 토마토와 표준적인 방법으로 재배된 토마토의 질이 비교되었다. 색깔과 단단함, 산도에 있어 어떤 차이점도 발견할 수 없었다. 하지만 시식가들은 맛과 향, 질감으로 유기농 제품을 구분할 수 있었다. 시식가들은 유기농 제품을 더 선호했다. 이 연구결과 연구원들은 유기농 재배가 식감에 영향을 미칠지도 모른다고 결론을 내렸다. 하지만 더 확정적인 결론을 내리기 위해서는 더 많은 시식 실험이 필요하다.

태국에 있는 세계채소센터(World Vegetable Centre)의 과학자들은 유기농 재배를 하면 영양소가 더 풍부해질지도 모른다는 가정을 확인하기 위한 연구를 진행했다. 이들은 유기농 토양과 보통 토양에서 자란 숙성된 토마토 열매의 베타-카로틴, 리코펜, 비타민C 등의 항산화물질이 각각 어떻게 작용하는지 비교했다. 유기농 토마토의 산도가 더 낮다(당도가 높을 수 있음을 나타냄)는 것 빼고는 어떤 차이도 발견되지 않았다. 한편 캘리포니아 대학의 알리슨 미첼*Alyson Mitchell* 교수와 연구팀은 10년 계획의 연구를 진행했다. 이를 통해 플라보노이드 항산화물질 중 두 가지의 함유량이 유기농 토마토에서 훨씬 더 높게 나타나는 것을 발견했다. 플라보노이드 역시 심장질환의 예방 기능이 있는 것으로 알려진 항산화물질이다.

토마토의 맛과 향은 여러 요인의 영향을 받는다. 단맛을 결정하는 당도, 신맛을 결정하는 산도, 당도와 산도의 비율, 향을 내는 휘발성 혼합물, 과육의 질감… …. 토마토의 맛은 이처럼 다양한 요소들이 복합적으로 작용하여 결정된다. 뿐만 아니라 맛은 개인마다 그 선호가 다른 매우 주관적인 것이다. 현재 토마토를 연구하는 사람들은 당도와 산도, 향, 질감 등 다양한 요소들을 조절하는 작업을 통해 소비자가 원하는 맛있고, 건강한 토마토를 만들기 위해 노력하고 있다.

chapter 11

적어도 하루에 토마토
한 개씩 먹어라!

1954년 영국 런던의 의학연구소(Medical Research Council)는 그동안의 믿음을 깨는 연구결과를 발표했다. 흡연과 폐암 사이에 직접적인 관련이 있을지도 모른다는 의혹을 재확인해준 것이다. 하지만 이 논문은 역학연구를 바탕으로 한 탓에 웃음거리로 취급됐다. 당시에 역학연구는 과학적인 방법이 아니라고 여겨졌기 때문이다. 이러한 연구는 5년에서 12년 혹은 그 이상 매우 오랜 기간 동안(때로는 50년 이상) 수천 명에 달하는 자원자들의 생활방식을 관찰하고 질문하는 방식으로 이루어진다.

하지만 결국 1954년에 논문이 발표되고 십여 년 동안 많은 의료계 종사자들이 이 논문의 결론을 받아들였다. 오늘날에는 흡연과 폐암 사이에 직접적인 관련이 있다는 데 동의하지 않는 사람이 거의 없다. 리차드 돌 *Richard Doll*과 브래드포드 힐 *Bradford Hill*의 이 논문은 의심할 여지없이 역학연구의 잠재적 타당성을 입증한 것이다.

이 책에 소개한 토마토 리코펜의 역할에 대한 증거 역시 일련의 역학연구에 의해 도출되었다. 20만 명이 넘는 사람들을 12년이 넘는 기간 동안 관찰한 결과인 것이다. 1995년에 전립선암과 토마토 섭취 사이의 유익한 연관성을 발견한 첫 번째 의미 있는 역학연구가 진행되었다. 하지만 기성 의료계에서는 이 역학연구를 믿을 수 없는 것으로 여기고 있다. 그들은 역학연구가 상관관계를 나타낼 뿐, 토마토의 섭취가 원인이 되어 전립선암을 예방하고 개선하는 결과를 이끌어낸다는 증거가 되지 못한다고 말한다. 기성 의료계 종사자들은 제약회사가 내놓는 약품의 안정성과 효능을 평가하는 방법으로 토마토 리코펜의 효능이 평가되어야 한다고 말한다.

하지만 전립선암 예방 연구의 권위자이자 원래는 리코펜의 효과에 매우 회의적이었던 한 의학자는 최근에 자신의 의심을 뒤집는 글을 기고했다. 이 글은 2007년 2월호 〈PCRI Insights〉 미국 전립선암연구소 편람에 게재됐다. 남가주 의과대학의 야첵 핀스키 *Jacek Pinski* 교수는 인사말에서 다음과 같이 언급했다.

식이보충제가 전립선암에 저항하는 데 도움이 될지도 모른다는 생각은 의학적인 이단으로 여겨졌다. 다행히도 한 대범한 연구원 집단이 이러한 관례를 무시했다. 이들의 노력 덕분에 우리는 이제 토마토의 자연성분이 전립선암을 막아줄 수 있다는 주장을 뒷받침해줄 탄탄한 증거를 가지게 된 것이다. (중략) 리코펜을 포함한 토마토의 성분은 전립선암세포가 성장하는 것을 예방하고 (중략) 심지어 암세포의 사멸을 촉진할지도 모른다. 지금 나는 토마토 천연 보충제로 치료제를 대신할 수 있다고 말하는 것은 아니다. 하지만 보충제는 전립선암 예방에 중요한 역할을 할 수 있고, 어쩌면 통상적인 치료를 극대화할 수 있다. 나는 엄청난 치료법의 진보가 저 어딘가에 있다고 확신한다. 우리는 그쪽을 향해 걸어가야 한다.

만약 우리가 음식을 통해 주요 만성질병을 예방하고 지연할 수 있다고 주장하고자 한다면 질병 치료 약물을 검증하기 위해 실시되는 임상실험과 같은 방식의 연구가 완료되기를 기다려야 한다. 물론 이는 10~20년 안에 알 수 있을 만큼 빠른 시일 안에 결과가 나올 거라고 기대하기는 힘들지만 말이다.

실제로 영양과 주요 만성질병 간의 관계를 직접 연구한 모든 영양학자들과 의학자들은 이러한 임상실험의 방법이 바람직하다는 데에 동의할 것이다. 그렇다면 왜 하지 않는 것일까?

이는 상업성 때문이다. 이미 병을 가진 환자의 치료에 사용되는 약물의 임상실험과는 달리, 예방연구에는 방대한 수의 건강한 참가자들이 필요하다. 그리고 10~20년 이상 질병의 발병 여부를 관찰해야 한다. 심장질환이나 암과 같은 주요 만성질병은 병을 의심하고 확실하게 진단될 때까지 수년에서 수십 년이 걸리기 때문이다. 실행상의 이유(엄청난 돈이 든다거나, 오랜 시간이 걸리는 연구에 자발적으로 참여할 충분한 사람을 구하기 힘든 점 등) 때문에 성공은 사실상 불가능한 것이다. 기업으로서 이익을 내야 하는 제약회사가 이런 비용과 시간 부담을 안고 예방연구에 뛰어들기를 바라는 것은 헛된 희망일 뿐이다.

그렇다면 이러한 연구를 통해 의심을 해결할 수 있는 방법이 없다면 토마토 같은 식품에서 건강에 좋은 효과를 얻겠다는 희망을 버려야 하는 걸까? 나는 여기에 동의하지 않는다. 토마토가 전립선암을 예방하고 개선한다는 완벽한 과학적 증거가 없다고 해서 건강한 식습관으로써의 토마토의 효능이 사라지는 것은 아니기 때문이다. 토마토는 수많은 역학연구를 통해 각종 질환에 효능이 있을 것으로 기대되는 천연식품이다. 부작용을 걱정할 필요도 없다.

독실한 기독교인이었던 파스칼은 자신의 저서인 《광세》에서 기독교를 믿어야 하는 이유에 대해 확률론을 끌어들인다. 기독교를 믿지 않았을 경우 신이 있다면 나는 지옥으로 떨어지고, 신이 없다면 아무 일도 일어나지 않을 것이다. 만일 내가 기독교를 믿었을 경우 신이 있다면 나는 천국으로 갈 것이고, 신이 없다면 아무 일도 일어나지 않을 것이다. 파스칼은 이런 논리로 기독교를 믿는 것이 이익이라고 말한다.

토마토도 마찬가지다. 부작용은 없고, 수많은 역학연구에서 각종 질환에 도움이 될 것으로 추정된다. 먹을 것인가, 먹지 않을 것인가?

chapter 12

끝맺는 말

이제 여러분은 토마토처럼 일상적인 식단이 건강에 매우 큰 영향을 끼친다는 사실에 더 이상 놀라지 않을 것이다. 암과 심장질환과 같은 많은 주요 만성질병이 정상적인 신진대사 과정에서 발생하는 활성산소에 의해 유발될 수 있다는 증거는 많이 있다. 활성산소는 구조적 특성으로 인해 전자를 매우 갈망한다. 그리고 인접해 있는 분자로부터 전자를 훔쳐오는 것을 주저하지 않는다. 활성산소가 전자를 훔쳐오면 전자를 잃어버린 분자는 불안정하게 된다.

만약 활성산소로부터 공격당한 분자가 DNA라면 암으로 이어지는 과정이 시작될 수 있다. 인간의 몸은 셀 수 없이 많은 분자로 구성되어 있기 때문에 아주 작은 분자 단위의 불안정만으로도 매초 수천 개의 분자가 손상된다. 다행히도 우리 몸은 강력하고 복잡한 방어기제를 타고 났기 때문에 이러한 활성산소가 발생하자마자 이를 무력화시킨다. 그렇지 않다면 우리는 살아남지 못할 것이다. 하지만 불행히도 이러한 방어기제의 효과는 나이와 함께 줄어드는 경향이 있다. 게다가 건강을 위협하는 외부요소들도 늘어나고 있다. 현대인은 오염이나 흡연, 스트레스와 운동부족, 자외선 노출 등으로 인해 몸이 감당할 수 있는 수준을 넘어서는 활성산소가 발생하고 있다.

최근 몇십 년간 과학자들은 우리 몸의 방어기제 혹은 면역체계가 식품 속에 존재하는 특정 성분에 의해 더욱 강해진다는 사실을 발견했다. 뿐만 아니라 이러한 성분들이 함께 작용하면 질병에 대한 저항력을 높여준다. 건강에 도움이 되는 성분들이 풍부하게 포함된 식사를 선택하는 것만으로 건강에 큰 도움이 되는 것이다.

세계보건기구, 국제암연구기구, 대다수 국가의 보건부, 의사들과 영양학자들이 모두 이 같은 사실에 동의한다. 매일 5회, 과일과 채소가 포함된 식사를 하면 암과 심장질환의 발병률을 1/3까지 줄일 수 있다. 그리고 건강한 상태를 유지하는 데 도움이 된다.

2007년 4월, 식품과 영양보충제 생산 분야를 선도하는 12개의 기업이 영국 생명공학, 생물학연구협의회(UK Biotechnical and Biological Research Council, BBSRC)와 1000만 유로 규모의 프로젝트의 제휴를 맺었다. 이 프로젝트를 통해 영양과 건강의 관계에 대한 더 심도 있는 연구가 진행될 것으로 보인다. 또한 이 프로젝트에는 캐드버리*Cadbury*, 글락소스미스클라인 *Glax-SmithKline*, 네슬레 *Nestle*, 유니레버

Unilever, 막스 앤 스펜서 *Marks and Spencer* 등의 기업이 참여했다.

나는 토마토가 건강증진의 듬직한 동반자이자 보호자라는 사실을 증명하기 위해 세계 곳곳에서 최대한 많은 양의 증거를 수집하려고 노력했다. 토마토는 세계 어느 곳에서나 쉽게 구할 수 있다. 토마토는 우리가 매일 섭취해야 할 과일과 채소 중에서도 없어서는 안 될 식품이 될 자격이 있다. 게다가 토마토는 맛있을 뿐만 아니라 전혀 해가 없기 때문에 먹지 않을 이유가 전혀 없다.

토마토의 효과를 최대한 누리기 위해서는 토마토에 함유되어 있는 건강촉진 성분이 성공적으로 혈액으로 흡수되어야 한다. 이를 위해서는 다음의 사항을 고려해야 한다.

1. 사용하는 토마토의 품종과 재배 환경
2. 토마토의 숙성도 – 빨간색일수록 더 좋다.
3. 조리법

다음의 표를 통해 토마토 가공형태별로 최적의 섭취량이 얼마나 되는지 쉽게 알 수 있다. 다음의 토마토 가공식품 중 한 가지를 0.5~1티스푼의 올리브오일과 함께 매일의 식단에 추가하기 바란다. 적어도 일주일에 3~4회 섭취하는 것이 좋다.

물론 건강한 생활방식을 위한 다른 중요한 요소들도 많이 있다. 금연과 적당한 운동, 동물성 지방 대신 식물성 지방 섭취(특히 올리브오일), 적당한 음주, 과도한 햇빛 노출 피하기 등이다.

✤ 가공 형태별 토마토 최적 섭취량

	그램	1회 분량
수프	150	1컵
주스	80	1컵
익힌 토마토	300	중간 크기 2개
케첩	50	2스푼
토마토 함유수지(Lyc – O – Mato)		1캡슐
스파게티소스	50	반 컵
토마토페이스트	25	2스푼
토마토퓌레	50	2스푼
토마토소스	50	1/4컵

저장

유명한 요리사인 제이미 올리버 *Jamie Oliver*의 책《집에서의 제이미 Jamie at Home(London : Penguin Books, 2007)》에 따르면 신선한 토마토는 완전히 숙성되기 전까지 냉장고에 보관하면 안 된다. 신선한 토마토는 온도가 12.5°C 이상인 한 계속해서 숙성된다(동시에 건강증진 성분도 증가한다). 단단하고 숙성되지 않은 토마토를 냉장고에 넣으면 그 상태 그대로 유지될 것이다. 토마토는 햇빛을 피해 서늘한 곳에 보관해야 맛도 좋고 오래 보관할 수 있다.

앞에서 설명했듯이 토마토는 생으로 먹는 것보다 익혀서 먹는 것이 건강 측면에서 더 바람직하다. 다양한 요리를 통해 토마토를 최대한 활용하기 바란다.

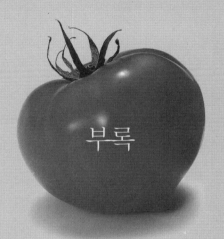

부록

오늘부터 건강을 위해 싱그러운 붉은 토마토를 먹도록 하자.
단, 익혀 먹는 것이 리코펜 흡수율을 높이므로 요리를 해서
먹는 게 좋다. 온 가족이 좋아하는 토마토 요리를 알아보자.

'토마토 식이요법'과
토마토 요리법

이제까지 우리는 토마토를 먹는 것이 얼마나 건강에 도움을 주는지에 대해서 살펴봤다. 영화 〈부시맨〉을 보면 하늘에서 떨어진 콜라병을 신의 선물로 생각하고 갈등이 일어난다. 우리는 이 모습을 보면서 웃지만, 콜라병이 생소한 그들에게는 심각한 문제인 것이다. 결국 영화 속 모든 일은 무지, 즉 몰랐기 때문에 일어났다.

우리의 건강도 마찬가지이다. 몸과 식품, 식품의 작용, 영양 등에 대해 제대로 알아야 이를 꾸준히 행동으로 옮길 수 있다. 그런 노력 없이 건강해지는 것은 어렵다. 이런 어려움을 돕기 위해 토마토를 매일 맛있게 먹을 수 있는 요리법을 소개한다. 다음 요리법은 영국 토마토 재배인 협회의 허락을 얻어 그들의 요리법을 옮겨놓은 것이다.

🍅 토마토 식이요법(익힌 토마토 요법)

• 장점 : '익힌 토마토요법'을 좀 더 정확히 말하면 '올리브유를 넣은 익힌 토마토 주스' 정도가 될 것이다. 기름에 녹는 성질을 가진 리코펜은 올리브유 같이 몸에 좋은 기름과 만났을 때, 토마토를 익혔을 때와 같았을 때, 그 분자 구조가 좀 더 활성화된다. 따라서 과일처럼 먹는 것도 좋겠지만, 토마토를 살짝 데치거나 익힌 후 믹서에 갈아서 올리브유를 넣고 마신다면 리코펜의 흡수율을 극대화할 수 있다. 135쪽 그래프에서 알 수 있듯이 과일처럼 생으로 먹는 방법은 건강을 위해 최선의 방법은 아니다. 최고의 건강 주스이자 다이어트 방법인 '익힌 토마토요법'으로 아침을 시작해 보는 것은 어떨까?

• 재료 : 토마토 2개, 올리브유 1스푼, (필요에 따라) 꿀

1. 토마토에 살짝 칼집을 낸다.
2. 끓는 물에 2분 정도 삶는다.
3. 건져서 껍질을 벗기고, 꼭지 부분을 떼어낸다.
4. 믹서에 간다.
5. 올리브유를 한 스푼 정도 넣는다.
6. 잘 섞은 후, 기호에 따라 꿀 등을 넣고 마신다.

🍅 칠리 토마토 소스 스파게티(4인분)

• 장점 : 토마토를 싫어하는 아이들도 있다. 억지로 먹이는 것은 좋은 방법이 아니다. 즐거운 마음으로 음식을 먹어야 할 식사 시간이 자칫 싫어질 수도 있기 때문이다. 오히려 이럴 때는 아이들이 좋아하는 음식에 토마토를 넣어 즐거운 마음으로 먹도록 하는 것이 바람직하다.

• 재료 : 올리브오일 8스푼, 마늘 1쪽(잘게 다진 것), 청고추 1개(씨를 빼고 잘게 다진 것), 신선한 타임 한 줄기, 토마토 450g(껍질을 벗겨 이등분한 것), 케이퍼 1스푼(물기를 뺀 것), 스파게티 250g, 방울토마토 250g, 흑후추 가루

1. 오븐을 220℃로 예열한다.
2. 올리브오일 4스푼을 팬에 두르고 마늘, 고추, 후추를 넣고 3분간 볶는다.
3. 타임 줄기에서 잎을 떼어내어 껍질을 벗긴 토마토와 함께 팬에 넣는다. 토마토가 소스 형태를 갖출 때까지 뚜껑을 덮지 않고 은근히 졸여준다. 케이퍼를 넣고 저어준다.
4. 그동안 스파게티 면을 삶는다.
5. 방울토마토를 오븐용 팬에 넣고 올리브오일 4스푼을 뿌려 골고루 묻게 한 후, 오븐에 6분간 굽는다.
6. 완성된 소스와 면을 섞은 뒤 구운 방울토마토를 얹는다. 이것을 4개의 접시에 나눠 담은 뒤 후추를 뿌려 마무리한다.

◖◗ 토마토 마파두부 덮밥

• 장점 : 토마토의 영양뿐만 아니라 두부(콩)의 영양을 섭취할 수 있는 건강식이다. 두부에는 콩의 이소플라본 및 양질의 단백질과 영양소가 들어 있어 각종 동맥경화나 당뇨병, 암, 비만 등에 효과가 있다. 미국 국립암센터나 미국 식품의약국(FDA)에서는 심장질환과 유방암, 성인병을 예방하기 위해 콩을 꾸준히 먹을 것을 권장하고 있다.

• 재료 : 두부 1/2모, 포도씨오일 2스푼, 양념한 소고기 50g, 토마토 2개, 두반장 1스푼, 마늘 1쪽, 간장, 설탕, 물녹말(감자전분 1스푼 + 물 2스푼), 고추

1. 두부를 네모나게 잘라 프라이팬에 노릇하게 지진다.
2. 프라이팬에 포도씨오일을 두르고, 다진 마늘과 다진 소고기, 두반장, 간장, 설탕을 넣고 볶는다.
3. 소고기가 익으면 물을 넣고 끓인 후 물녹말을 붓는다.
4. 이 소스에 두부, 고추, 토마토를 넣고 섞는다.
5. 참기름은 넣고 따뜻한 밥 위에 얹는다.

🍅 재료를 채운 토마토(4인분)

• 재료 : 토마토 4개, 마가린 25g, 중간 크기 양파 1개(껍질을 벗겨 잘게 다진 것), 마늘 한 쪽(다진 것), 샐러리 2개(잘게 다진 것), 통밀 빵가루 40g, 바질이나 오레가노 같은 신선한 허브 1스푼, (기호에 따라) 다진 소고기

1. 토마토를 윗부분을 뚜껑 모양으로 잘라내고 작은 스푼으로 속을 파낸 후, 물기가 빠지도록 엎어 놓는다.
2. 마가린을 팬에 녹이고 양파, 마늘, 샐러리가 익을 때까지 볶는다. 빵가루와 허브, 토마토 과육을 넣고 맛이 잘 배도록 섞어준다.
3. 속을 파 놓은 토마토에 준비한 재료를 채우고, 잘라낸 토마토 뚜껑을 덮는다.
4. 180°C 온도의 오븐에서 20분간 굽고 뜨거울 때 대접한다.

🍅 정통 토마토 수프(4인분)

• 재료 : 올리브오일 2스푼, 마늘 두 쪽, 토마토 900g(이등분 한 것), 작은 감자 1개(껍질을 벗겨 얇게 썬 한 것), 물 300ml, 설탕 1티스푼

1. 오븐용 팬에 기름을 얇게 바르고, 토마토의 자른 면이 팬에 닿도록 놓는다. 그 위에 마늘을 얹고 남은 오일을 뿌린다. 190°C 온도의 오븐에 30분 간 굽는다.
2. 감자를 삶아 물기를 빼놓는다.
3. 토마토와 마늘의 껍질을 벗긴 후, 감자와 감자 삶은 물과 함께 믹서에 넣고 곱게 간다.
4. 간 것을 냄비에 옮겨 야채 육수나 물(수프가 너무 되직할 경우)을 조금 붓는다. 설탕을 넣어가며 저어주어 간을 맞추면 완성된다.

🍅 토마토 생선파이 (6인분)

• 재료 : 작은 계란 4개, 감자 700g, 대구살 350g(네모나게 썬 것), 훈제 대구살 350g(네모나게 썬 것), 부추 1줄기(얇게 썬 것), 냉동 완두 175g(녹인 것), 빠싸타(토마토를 곱게 갈아 놓은 것 – 옮긴이 주) 150ml, 토마토 450g(껍질을 벗겨 썬 것), 파슬리가루 2스푼, 체다 치즈 75g(간 것), 우유 1스푼(없어도 무방함)

1. 달걀과 감자를 삶아 놓는다.
2. 기름을 살짝 바른 오븐용 찜냄비에 생선을 놓는다. 부추와 콩을 얹고 빠싸타를 붓는다. 토마토 슬라이스를 맨 위에 한 겹으로 얹는다.
3. 달걀 껍데기를 벗겨 4등분 한 후 노른자가 보이도록 토마토 위에 얹는다. 파슬리 가루를 뿌린다.
4. 감자를 으깨고 치즈의 반을 섞은 후 필요하다면 우유를 조금 넣어 크림과 같은 상태로 만든다.
5. 입구가 넓은 짤 주머니를 이용해 파이 위해 감자를 격자 모양으로 짜서 얹

는다. 남은 치즈를 위에 뿌린다.

6. 190°C의 온도의 오븐에 45~55분간 굽는다.

🍅 천천히 구운 토마토

• 장점 : 햇빛에 말린 토마토 대신에 윤기 있고 맛이 풍부한 집에서 구운 토마토를 사용해보기 바란다. 샐러드나 파스타, 캐서롤과 섞어 먹으면 맛이 좋고, 잘게 잘라 소스나 드레싱에 사용해도 좋다.

• 재료 : 토마토 12개, 올리브오일 2스푼, 흑설탕 1티스푼, 소금 1티스푼, 향이 좋은 흑후추 가루

1. 오븐을 190°C로 예열한다.

2. 토마토를 4등분하고 얕은 오븐용 팬에 골고루 깐다. 여기에 오일과 설탕, 소금, 후추를 뿌린다.

3. 1시간 반에서 2시간가량 오븐에서 중간 중간 뒤집어가며 토마토를 구워준다. 토마토가 쪼그라들고 짙은 빨간색을 띠며 거의 타기 직전인 상태일 때 다 구워진 것이다. 햇빛에 말린 것 같은 효과를 원한다면 토마토를 오븐에서 조금 더 일찍 꺼내는 것이 좋다.

4. 완성된 토마토를 밀폐된 용기에 담으면 냉장고에 2주까지 보관할 수 있다.

🍅 채소 무사카(6인분)

• 재료 : 큰 가지 1개, 소금, 큰 감자 3개(껍질을 벗겨 얇게 썬 것), 오일 6스푼, 큰 양파 1개(슬라이스 한 것), 토마토 900g(껍질을 벗겨 얇게 썬 것), 양송이

버섯 225g(얇게 썬 것), 큰 애호박 2개(얇게 슬라이스 한 것), 홍고추 1개(씨를 빼서 얇게 슬라이스 한 것), 마가린 25g, 밀가루 25g, 우유 300ml, 중간 크기 달걀노른자 1개, 굵게 간 파마산 치즈 50g

1. 가지를 얇게 썰어 소금을 뿌려 30분 간 놔둔 후 물기를 뺀다.
2. 오일 3스푼을 프라이팬에 두르고 감자가 노릇노릇해질 때까지 5분 정도 볶는다. 감자를 접시에 담아 따뜻하게 유지한다.
3. 남은 오일은 프라이팬이 붓고 양파를 볶는다. 여기에 물기를 뺀 가지를 넣고 다시 5분간 볶는다.
4. 오븐용 찜 냄비에 기름을 살짝 바른다. 감자의 반을 냄비 바닥에 깔고 그 위에 가지와 토마토를 버무린 것 반을 얹는다. 다시 이 위에 버섯과 애호박, 홍고추를 차례대로 층층이 얹는다. 남은 토마토와 가지 버무린 것을 얹고, 남은 감자를 맨 위에 얹는다. 이때 각 층마다 간을 해준다.
5. 평소와 같이 화이트소스(베사멜 소스 - 옮긴이 주)를 만들어 계란 노른자와 섞어 저어준다. 이 화이트소스를 감자 위에 바르고 치즈를 얹는다.
6. 뚜껑을 덮고 180°C의 오븐에 1시간 동안 굽는다. 뚜껑을 열고 다시 30분 동안 더 굽는다.

🍅 병아리 콩을 넣은 토마토 커리(4인분)

• 재료 : 오일 2스푼, 양파 1개(얇게 썬 한 것), 마늘 두 쪽(잘게 다진 것), 코리안더 2티스푼(잘게 썬 것), 커민가루 1티스푼, 강황가루 1티스푼, 양송이버섯 225g(2등분 한 것), 야채육수 190ml, 토마토 450g(반달 모양으로 썰어 놓은 것), 병아리콩 통조림 400g(물기 뺀 것), 신선한 코리안더 3스푼(잘게 썬 것),

• 함께 준비 할 것 : 인도쌀밥 225g, 어린 코리안더 가지

1. 오일을 두른 팬에 양파와 마늘을 넣고 뚜껑을 덮은 채 3분 정도 익힌다. 뚜껑을 열고 휘저어준 후 다시 1분 정도 익힌다.
2. 여기에 다른 재료들을 모두 넣고 약한 불에서 10분 정도 은근히 끓인다.
3. 인도쌀밥에 커리를 얹고 코리안더로 장식하여 대접한다.

🍅 빵가루 페스토를 곁들인 토마토(4인분)

• 장점 : 이 요리는 구운 육류요리나 생선요리에 곁들일 수 있다. 또는 겉이 바삭한 빵이나 그린샐러드와 함께 먹으면 좋은 점심식사가 될 수 있다.

• 재료 : 토마토 500g, 올리브오일 1스푼
빵가루 페스토 재료(바질 잎 15g, 잣 15g, 신선한 파마산 치즈(간 것) 15g, 올리브오일 1스푼, 통밀 빵가루 25g)

1. 오븐을 200°C로 예열한다. 토마토를 세로로 이등분한다. 오븐용 팬에 토마토의 잘린 면이 위로 오도록 배열한 후, 20분간 오븐에서 굽는다.
2. 빵가루 페스토 만드는 법 : 바질과 잣, 파마산 치즈와 올리브오일을 믹서에 넣고 걸쭉해지도록 간다. 여기에 빵가루를 넣고 빵가루에 페스토가 골고루 묻을 때까지 1~2분정도 더 돌린다.
3. 빵가루 페스토를 토마토 위에 뿌리고 올리브오일 1스푼을 뿌린다. 이 토마토를 다시 오븐에 넣고 20~40분간 더 익힌다. 토마토를 익히는 시간이 길수록 더 많이 쪼그라들고 향은 더 강해진다.

🍅 매콤한 마카로니 치즈(4인분)

• 재료 : 올리브오일 2스푼, 큰 양파 1개(잘게 다진 것), 피망 1개(씨를 빼서 잘게 썬 것), 베이컨 175g(잘게 썬 것), 양송이버섯 125g(슬라이스 한 것), 껍질을 벗겨 잘게 썬 토마토 통조림 400g, 토마토퓌레 4스푼, 우스터소스 2스푼, 칠리가루 1/4~1/2티스푼, 옥수수 통조림 198g(물기 뺀 것), 마카로니 275g(삶아서 물기 뺀 것), 숙성된 체다치즈 125g(간 것), 말린 빵가루 25g

1. 팬에 올리브오일을 두르고 양파와 피망을 살짝 볶는다. 여기에 베이컨을 넣고 2분간 더 볶는다. 다시 여기에 버섯을 넣고 1분간 더 볶는다.
2. 토마토와 토마토퓌레, 우스터소스, 칠리, 옥수수, 마카로니를 잘 섞는다. 그리고 약한 불에 5분간 익힌다.
3. 여기에 3/4 분량의 치즈를 넣고 잘 섞는다. 따뜻하게 데워놓은 예열 그릇에 옮겨 담는다.
4. 그 위에 재빨리 남은 치즈와 빵가루를 뿌린다.
5. 예열된 그릴에 넣고 치즈가 녹아 황갈색으로 변할 때까지 굽는다.

🍅 가지 모차렐라 바이트(10~12개)

• 장점 : 얇게 썰었을 때 지름이 서로 비슷한 토마토 2개와 가지를 고르는 것이 중요하다.

• 재료 : 가지 1개, 빠싸타 4스푼, 모차렐라 치즈 125g(간 것), 토마토 2개(껍질을 벗겨 얇게 썬 것), 바질 잎 10~12개, 올리브오일 1스푼

1. 가지를 1cm 두께로 썬다. 소금을 뿌려 30분간 그대로 놔둔다.

2. 가지를 물에 헹궈 물기를 뺀 후 키친타월로 말린 후, 기름을 바른 팬에 배열한다.

3. 빠싸타 1티스푼을 가지 위에 바른다. 그 위에 모차렐라와 토마토 슬라이스를 얹고, 바질 잎을 얹는다. 이때 바질 잎 위에 오일을 조금씩 뿌려준다.

4. 이것을 220°C의 오븐에 15분간 익힌다. 먹기 전에 약간 식혀서 대접하는 것이 좋다.

용어설명

토마토의 효능에 관한 증거를 제시하고 그것을 해석하는 과정에서 몇
몇 전문용어들을 사용할 수밖에 없었다. 그러한 용어들이 등장하는 부
분에서 최대한 쉽게 설명하려고 했지만, 자주 등장하는 몇몇 용어 및 약
어들을 여기서 간단히 설명하고자 한다.

방사선 저온살균

1960년대 이후로 방사선 저온살균이라는 처리 과정이 도입되면서 토마
토 생산의 중요한 혁신이 이루어진다. 우유는 저온살균하거나 열을 이
용해 부분적으로 살균한다. 이를 통해 박테리아를 죽이고 유통기한을
늘릴 수 있기 때문이다. 하지만 토마토의 경우 열을 가하면 영양소가

파괴되기 때문에 저온살균을 사용한다. 이때 사용되는 것이 방사선이다. 방사선을 이용한 살균에는 두 가지 방법이 있다. 바로 '전자기 방사선'과 '고에너지 입자의 방사선'이다. 첫 번째는 레이저를 이용해 간섭성이 있는 자외선 파동을 토마토에 쏘아주면 자외선이 지나가면서 토마토의 박테리아를 죽이는 것이다. 두 번째는 코발트60라는 물질에서 나오는 감마선을 쏘아주는 것으로 이 역시 박테리아를 죽인다.

방사선 살균을 거치면 부패를 유발하는 병원체가 파괴되기 때문에 부패하는 것을 막을 수 있다. 즉, 토마토의 안정성을 높여주어 새로운 박테리아의 영향을 받기 전까지는 부패가 일어나지 않는 것이다. 방사선 살균 덕분에 경작자들은 토마토를 미숙성한 상태가 아니라 숙성한 상태로 가지에서 채취할 수 있다는 이점도 있다. 여기서 짚고 넘어가야 할 것은 몇몇 사람들이 걱정하듯이 방사선 살균으로 인해 토마토가 방사성을 띠게 되지 않는다는 것이다. 사실 유일한 단점은 수출과 같은 장거리 수송을 위해 토마토를 일찍 수확하는 경우 카로티노이드 리코펜의 생합성이 억제된다는 사실이다.

유전자 변형 토마토

1980년대에 미국의 칼젠 *Calgene* 사는 토마토를 무르게 만드는 유전자를 변형하는 데 성공했다. 그 결과 숙성한 상태에서 수확한 후에 포장과 운송과정을 거쳐도 상하지 않을 정도로 단단한 토마토가 생산되었다. 칼젠 사는 1991년에 안전성을 검증받기 위해 미국 식품의약청에 유전자 변형 토마토에 관한 기술을 제출했다. 식품의약청의 과학자들이 그 자료를 검토했고 1994년 5월, 칼젠 사의 토마토가 일반적인 품종 개량종과 마찬가지로 안전하다고 발표했다. 이 토마토는 '플레이버세이버 *Flavour-Savour*' 라는 이름을 달고 슈퍼마켓의 선반 위에 오르게 되었다.

하지만 칼젠 사는 생명공학에 관한 대중의 불신을 과소평가하고 있었다. 위험하다는 증거가 없었음에도 불구하고 소비자들은 유전자 변형 토마토에 대한 불매 의사를 강하게 드러냈다. 결국 유전자 변형 토마토는 슈퍼에서 추방되고 말았다. 대대적인 홍보로도 신중한 소비자의 마음을 돌리지는 못했던 것이다. 소비자들은 유전자 변형 토마토가 미래의 언젠가 알게 모르게 자신의 건강에 해를 끼칠 거라고 믿고 있기 때문이다.

오늘날에는 토마토가 건강에 좋다는 증거가 쌓이면서 우리 몸에 좋은 화학성분의 질과 양을 향상시키기 위해 토마토의 유전자를 조작하는 데 다시 관심이 집중되고 있다. 만약 유전자 변형에 대한 사람들의 걱정을 무마할 수 있을 정도로 유전자 변형 토마토의 효능이 좋아진다면 과거의 실패를 딛고 성공적으로 귀환하게 될지도 모른다. 마치 '왕의 귀환' 처럼.

활성산소, 활성산소종

이것은 정상적인 신진대사 과정에서 생산되는 입자로, 적절히 조절하지 않으면 화학적 산화작용에 의해 주요 조직이 손상될 수 있다.

항산화물질

이것은 매우 적은 양으로도 화학적 산화작용을 억제하거나 지연할 수 있는 물질이다. 각종 질병의 원인으로 산화작용에서 나오는 활성산소가 지목되고 있는 만큼, 항산화물질이 들어있는 식품을 먹을 필요가 있다.

화이트 북White Book

〈토마토의 항산화물질과 그 효능, The Antioxidants in Tomatoes and their Health Benefits(2000년 10월)〉. 이 보고서는 EU의 지원을 받아 유럽의 과학자들이 합동으로 3년간 진행한 연구의 내용을 담고 있다. 이 연구에서 4개의 팀이 다음의 과제를 해결하고자 했다.

1. 토마토에서 항산화물질이 나타나는 원리와 항산화물질을 증가시키는 방법은 무엇인가?
2. 토마토의 가열과 가공이 유효성분과 그것의 흡수에 미치는 영향은 무엇인가?
3. 토마토의 리코펜이 암과 심장질환, 노화의 방지에 미치는 영향에 관한 기존의 연구에서 무엇을 알 수 있나?
4. 토마토의 리코펜이 건강을 지켜주는 원리는 무엇인가?

CHD

관상동맥질환(4장에서 자세히 설명된다)

역학연구

공중보건연구라고도 불리는 역학연구에서는 보통 오랜 기간(5~10년 이상) 동안 많은 수(수천)의 자원자들을 관찰하게 된다. 이 과정에서 최종적으로 건강에 긍정적인 영향을 미칠 것으로 보이는 어떤 요소를 가진 집단과 그렇지 않은 집단을 비교하거나, 반대로 부정적인 영향을 미칠 것으로 보이는 요소를 지닌 집단과 그렇지 않은 집단을 비교하게 된다. 대표적인 예로 리차드 돌*Richard Doll*과 브래드포드 힐*Bradford Hill*의 연구가 있다. 이들은 역학연구를 통해 흡연과 폐암과의 상관관계를 밝혀냈다.

| 부록 |

참고문헌

2부 Chapter 3

K.M. Everson and C.E. McQueen, American Jounal of Health-System Pharmacy, Vol. 61, pp. 1562-6, 2004

W. Stahl and H. Sies, Archives of Biochemistry and Biophysics, Vol. 336, pp. 1-9, 1996

Mendel Friedmanm, from personal communication with the author

N. O' Kennedy et al, American Journal of Clinical Nutrition, Vol. 84, pp. 561-79, 2006

Chapter 4

D. Steinberg et al, New England Journal of Medicine, Vol. 320, pp. 915-24, 1989

J.L. Witztum, Lancet, Vol. 344, pp. 793-5, 1994

J.T. Salonen and R. Salonen, Circulation, Vol. 95, pp. 840-5, 1997

M.N. Diaz et al, New England Journal of Medicine, Vol. 337, pp. 408-16, 1997

J.T. Salonen et al, Archives of Toxicology Supplement, Vol. 20, pp. 249-67, 1998

D.H. O' Leary et al, New England Journal of Medicine, Vol. 340, pp. 14-22, 1999

T.H. Rissanen et al, American Journal of Clinical Nutrition, Vol. 77, pp. 133-8, 2003

A. Duttaroy et al, Platelets, Vol. 12, 218-27, 2001

N. O' Kennedy et al, American Journal of Clinical Nutrition, Vol. 84, pp. 561-79, 2006

E. Giovannucci et al, Journal of the National Cancer Institute, Vol. 87, pp. 1767-76, 1995

L. Kohlmeier, American of Journal of Epidemiology, Vol. 146, pp. 618-26, 1997

A. Keys, Circulation supplement, Vol. 41, p. 1, 1970

V.J. Parfitt et al, European Heart Journal, Vol. 15, pp. 871, 1994

M. Kristensen, British Medical Journal, Vol. 314, pp. 629-33, 1997

E. Gianetti et al, American Heart Journal, Vol. 143, p. 467, 2002

T.H. Rissanen et al, British Journal of Nutrition, Vol. 85, pp. 749-54, 2001

R. Schmidt et al, Journal of the Neurological Sciences, Vol. 152, pp. 15-21, 1997

K. Klipstein-Grobusch et al, Atherosclosis, Vol. 148, pp. 49-56, 2000

A.V. Rao and S. Agarwal, Nutrition Research, Vol. 18, p. 173, 1998

B. Fuhrman et al, Biochemical and Biophysical Research Communications, Vol. 233, pp. 658-62, 1997

L. Arab and S. Steck, American of Journal of Clinical Nutrition supplement, Vol. 71, pp. 1691S-1695S, 2000

A. Bub et al, Journal of Nutrition, Vol. 130, pp. 2200-06, 2000

H.D. Sesso et al, utrition, Vol. 133, pp. 2336-41, 2003

H.D. Sesso et al, American of Journal of Clinical Nutrition, Vol. 79, pp. 47-53, 2004

S. Agarwal and A.V. Rao, Lipids, Vol. 33, pp. 981-4, 1998

J.L. Witztum, British Heart Journal supplement, Vol. 69, pp. S12-18, 1993

P. Reaven et al, American of Journal of Clinical Nutrition, Vol. 54, pp. 701-06, 1991

P. Reaven et al, Journal of Clinical Investigation, Vol. 91, pp. 668-76, 1993

P. Reaven and J.L. Witztum, The Endocrinologist, Vol. 5, pp. 44-54, 1995

S. Parthasarathy et al, Proceedings of the National Academy of Sciences of the United States of America, Vol. 87, pp. 3894-8, 1991

E.M. Berry et al, American of Journal of Clinical Nutrition, Vol. 56, pp. 394-403, 1992

E. Hwang and P. Bowen, Integrative Cancer Therapies, Vol. 1, pp. 121-32, 1998

E. Giovannucci and S.K. Clinton, Journal of the Society for Experimental Biology and Medicine, Vol. 218, pp. 129-39, 1998

J.K. Cambell et al, Journal of Nutrition supplement, Vol. 134, pp. 3486S-3492S, 2004

Chapter 5

G.A. Colditz et al, American Journal of Clinical Nutrition, Vol. 41, pp. 32-6, 1985

K.J. Helzlsouer et al, Cancer Research, Vol. 49, pp. 6144-8, 1989

P.G. Burney et al, American Journal of Clinical Nutrition 1989, 49, 895-900

P.K. Mills et al, Cancer, Vol. 64, pp. 598–604, 1989

P. Cook–Mozaffari, British Journal of Cancer, Vol. 39, pp. 293–309, 1979

E. Giovannucci et al, Journal of the National Cancer Institute, Vol. 87, pp. 1767–76, 1995

P. Gann et al, Cancer Research, Vol. 59, pp. 1225–30, 1999

J.M.C. Gutteridge, British Journal of Biomedical Science, Vol. 51, pp. 288–95, 1994

A.V. Rao and S. Agarwal, Nutrition and Cancer, Vol. 31, pp. 129–39, 1998

E. Giovannucci and K.K. Clinton, Journal of the Society for Experimental Biology and Medicine, Vol. 218, pp. 129–39, 1998

E Giovannucci et al, Journal of the National Cancer Institute, Vol. 91, pp. 317–31, 1999

E. Giovannucci, Journal of the Society for Experimental Biology and Medicine, Vol. 227, pp. 352–9, 2002

A. Tzonou te al, International Journal of Cancer, Vol. 80, pp. 704–08, 1999

Q.Y. Lu et al, Cancer Epidemiology Biomarkers and Prevention, Vol. 10, pp. 749–56, 2001

O. Kucuk, Journal of the Society for Experimental Biology and Medicine, pp. 227, 881–5, 2002

P. Bowen et al, Journal of the Society for Experimental Biology and Medicine, Vol. 227, pp. 886–93, 2002

J.H. Weisburger, Journal of the Society for Experimental Biology and Medicine, Vol. 227, pp. 924–7, 2002

C.W. Hadley et al, Journal of the Society for Experimental Biology and Medicine, Vol. 227, pp. 869–80, 2002

E. Hwang and P. Bowen, Integrative Cancer Therapies, Vol. 1, pp. 121–32, 2002

J.K. Cambell et al, Journal if Nutrition, Vol. 134, pp. 3486S–3492S, 2004

Chapter 6

E. Giovannucci et al, Journal if the National Cancer Institute, Vol. 87, pp. 1767–76, 1995

J. Gartner et al, American Journal of Clinical Nutrition, Vol. 66, pp. 116–22, 1997

M. Porrini, First International Conference on Health Benefits if Lycopene, Washington, DC, 2 April 2003

J.M. Fielding, Asian Pacific Journal of Clinical Nutritiion, Vol. 14, pp. 131–6, 2005

S.K. Clinton, Nutrition Reviews, Vol. 56, pp. 35–51, 1998

W. Stahl and H. Sies, Journal of Nutrition, Vol. 122, pp. 2161–6, 1992

F. Khachik, Experimental Biology and Medicine, Vol. 227, pp. 845–51, 2002

P. Trumbo, Journal if Nutrition, Vol. 135, pp. 2023S, 2005

McClaren, Sight and Life Newsletter, No. 2, p. 18, 2000

K.M. Everson and C.E. McQueen, American Journal of Health–Sysytem Pharmacy, Vol. 61, p. 18, 2000

S. Agarwal and A.V. Rao, Lipids, Vol. 33, pp. 981–4, 1998 The Antionxidants in Tomatoes and their Heath Benefits(White Book), EU Concerted Action Programme, October 2000

R. Peto et al, Nature, Vol. 290, pp. 201–08, 1981

S. Astley, Journal of Nutrition, Vol. 135, pp. 2027–8, 200

D.W. Voskvil, Cancer Epidemiology Biomarkers and Prevention, Vol. 14, pp. 195–203, 2005

Mucci et al, British Journal of Urology International, Vol. 87, pp. 814–20, 2001

V. siler et al, FASEB Journal, Vol. 18, pp. 1019–21, 2004

P. Boyle et al, Urologic Clinics of North America, Vol. 30, pp. 209–17, 2003

O. Kucuk, Cancer Epidemiology Biomarkers and Prevention, Vol. 10, pp. 861–8, 2001

J. Levy et al, Nutrition and Cancer, Vol. 24, pp. 257–66, 1995

B. Fuhrman et al, Biochemical and Biophysical Research Communications, Vol. 223, pp. 658–62, 1997

Chapter 7

J.B. Sharma, International Journal if Gynecology and Obstetrics, Vol. 94, pp. 23–7, 2006, and International Journal if Gynecology and Obstetrics, Vol. 81, pp. 257–62, 2003(the study)

J.A. Mares and S.M. Moeller, American Journal if Clinical Nutrition, Vol. 83, pp. 733–4, 2006

R. van Leewen et al, Journal if the American Medical Association, Vol. 294, pp. 3101–07, 2005

F. Khachic, Experimental Biology and Medicine, Vol. 227, pp. 845051, 2002

L.G. Rao, Endocrinology Rounds, St Michael's Hospital, Toronto, 2005

A. Zini, International Journal of Andrology, Vol. 16, p. 183, 1993

Gupta, Heinz Nutritional Newsletter, April 2003, p. 3

N.K. Mohantny, Indian Journal of Urology, Vol. 56, p. 102, 2001

W. Stahl, Journal if Nutrition, Vol. 131, pp. 1449–51, 2001

L.G. Rao et al, Journal of Medicinal Food, Vol. 6, pp. 69–78, 2003

J.P. Cesarini et al, Photodermatology, Photoimmunology and Photomedicine, Vol. 19, pp. 182-9, 2003

A.O. Aust, International Journal for Vitamin and Nutrition Research, Vol. 75, pp. 54-60, 2005

M. Andreassi, Journal of the European Academy if Dermatology and Venereology, Vol. 18, pp. 52-5, 2004

S. Francheschi et al, International Journal if Cancer, Vol. 59, p. 81, 1994

J. Levy et al, Nutrition and Cancer, Vol. 24, pp. 257-66, 1995

H. Sies et al, Annals if the New York Academy if Sciences, Vol. 669, pp. 7-20, 1992

J.A. Yuan et al, Cancer Epidemiology Biomarkers and Prevention, Vol. 13, pp. 1772-80, 2004

Y. Ito, Asian Pacific Journal if Cancer Prevention, Vol. 6, pp. 10-15, 2005

A. Aguda, European Journal of Cancer, Vol. 33, pp. 1256-61, 1997

S. Darby, British Journal of Cancer, Vol. 84, pp. 728-35, 2001

Y. Ito, Cancer Science, Vol. 94, pp. 57-63, 2003

T. Coyne et al, American Journal of Clinical Nutrition, Vol. 24, pp. 448-55, 2005

J. Wood, Journal of the American College of Nutrition, Vol. 24, pp. 448-55, 2005

I. Neuman, Allergy, Vol. 55, p. 1184, 2000

D.J. Pattison et al, American Journal of Clinical Nutrition, Vol. 82, pp. 451-5, 2005

A. Duttaroy et al, Platelets, Vol. 12, pp. 218-27, 2001

| 저자소개 |

지은이 | **론 레빈** *Ron Levin*

저자 론 레빈은 영국 약사회의 특별 회원이다. 그는 세계적인 제약회사 존슨앤드존슨의 경영 이사를 지냈으며, 그 후에도 여러 제약 연구 및 제약 회사, 건강관리 회사를 성공적으로 운영해왔다.

식품에 들어있는 물질을 통해 사람들이 손쉽게 질환을 예방하고, 치료할 수 있는 방법에 대한 관심이 많다.

지은이 | **제라드 체셔** *Gerard Cheshire*

제라드 체셔는 전문 필자로서, 100권이 넘는 책을 썼다. 그는 딱딱한 과학 이야기를 재미있게 풀어가는 능력이 탁월한데, 이 책에서도 그의 이런 장점을 볼 수 있다. 대표작으로는 《Collins Gem : Chemical Elements and the Science Essentials : Physics series》가 있다.

옮긴이 | **윤혜영**

이화출여대 광고홍보학과를 졸업한 후, 판 편집자 거쳐 현재 전문 번역가로 일하고 있다. 번역서로는 〈신진대사를 알면 병 없이 산다〉, 〈꿈을 이룬 사람들의 뇌〉가 있다.

한언의 사명선언문

Since 3rd day of January, 1998

Our Mission — · 우리는 새로운 지식을 창출, 전파하여 전 인류가 이를 공유케 함으로써 인류문화의 발전과 행복에 이바지한다.

— · 우리는 끊임없이 학습하는 조직으로서 자신과 조직의 발전을 위해 쉼없이 노력하며, 궁극적으로는 세계적 컨텐츠 그룹을 지향한다.

— · 우리는 정신적, 물질적으로 최고 수준의 복지를 실현하기 위해 노력하며, 명실공히 초일류 사원들의 집합체로서 부끄럼없이 행동한다.

Our Vision 한언은 컨텐츠 기업의 선도적 성공모델이 된다.

> 저희 한언인들은 위와 같은 사명을 항상 가슴 속에 간직하고
> 좋은 책을 만들기 위해 최선을 다하고 있습니다.
> 독자 여러분의 아낌없는 충고와 격려를 부탁드립니다.
> · 한언 가족 ·

HanEon's Mission statement

Our Mission — · We create and broadcast new knowledge for the advancement and happiness of the whole human race.

— · We do our best to improve ourselves and the organization, with the ultimate goal of striving to be the best content group in the world.

— · We try to realize the highest quality of welfare system in both mental and physical ways and we behave in a manner that reflects our mission as proud members of HanEon Community.

Our Vision HanEon will be the leading Success Model of the content group.